心の専門家養成講座⑥

森田美弥子・金子一史 編
Miyako Morita & Hitoshi Kaneko

●シリーズ監修
森田美弥子
松本真理子
金井篤子

医療心理臨床実践

「こころ」と「からだ」「いのち」を支える

Professional Psychologist Training Series 6

Clinical Practice in Medical Psychology

ナカニシヤ出版

まえがき

本書は森田美弥子・松本真理子・金井篤子監修『心の専門家養成講座（全12巻）』の第6巻にあたり，医療分野での心理専門職のあり方や実践を取り上げている。この分野は心理支援実践の源流の一つとして重要な位置づけにあると考えられる。社会のニーズに応えて心理的な支援の場は多様化しているが，医療領域に携わる心の専門家の割合は他の領域と比べて，過去から現在を通じて最も多くを占めている。養成大学院では学外実習として病院とくに精神科での実習を重視してきた。

2015（平成27）年9月に公認心理師法が成立し，2017（平成29）年9月施行，2018（平成30）年には国家資格としての心理専門職の養成カリキュラムがスタートした。医療現場における心理的支援の知識・技法や基本姿勢はもちろんのこと，他職種連携・地域連携，関連法規・制度など，幅広く学んでいくことが必要とされている。

本書は，できるだけ「学び手の視点」を大切にしたいと考えている。執筆者のほとんどが臨床心理士として臨床現場，とりわけ病院臨床において活躍してこられた方々である。その経験知と熱い想いを生かして，病院臨床の先輩から若手臨床家へのメッセージをこめて執筆していただくこととした。

公認心理師が誕生して3年が経過し，臨床心理士は34年目を迎える今年，私たちは新型コロナウィルス感染症の世界的拡大というまったく想定外の脅威に直面している。治療も予防もまだ万全ではない状態であり，外出その他の活動自粛など，これまでとは異なる生活様式を求められ，学校・職場・家庭・地域のあらゆる場で，すべての人が多大な苦労を強いられている。とりわけ医療従事者は最前線での対応に日々追われており，自らが生命の危機に曝されながら人々の健康を守るという過酷な役割を担っている。こうした影響もあり，今後医療の場は変化していく可能性もあるだろう。私たちも心の専門家としてできることを・できる範囲で・できるだけ，地道に取り組んでいかないといけない。

日常の安心と安全を1日でも早く取り戻せることを願いつつ――。

2021年6月

編　者

本書で用いる用語について

本書の執筆にあたっては，心理学を基盤とした「心の専門家」のためのものであることから，心理臨床学研究論文執筆ガイド（日本心理臨床学会学会誌編集委員会編，2012）を参考にしながら，原則として以下のように用語を統一することを心掛けた。

○医学用語である「診断」「治療（者）」「患者」「症例」などは可能な限り避け，「アセスメント／心理査定／見立て」「面接／援助／支援」「セラピスト／面接者」「クライエント／来談者」「事例」などとした。

○心の専門家の仕事を包括的には「心理臨床（実践）」とし，技法として「心理療法」，個別の事例場面では「（心理）面接」という言葉を用いた。

○「養育者」「保護者」「親」については，対象が成人である場合と子どもの場合，さらには学校，福祉，医療といった領域によって異なると考えられたため，それぞれの章の中で統一を図ることとした。

○なお，文献の引用部分や，面接における発言については，この限りではない。文脈によって異なる場合があることをご了解いただきたい。

目　次

まえがき　i

第Ⅰ部　医療における心理的支援の基本

1　医療領域での役割と課題——関わり，支えるために・・・・・・・・・・・・・・・・・3

はじめに　3
「いのち」「からだ」と「こころ」の臨床　3
患者アイデンティティの功罪　4
多様な病態水準のクライエントとの出会い　5
他職種チームでの連携協働　5
心理職の専門性・独自性　6

2　医療従事者としての基礎事項・・・・・・・・・・・・・・・・・・・・・・・・・・・9

はじめに　9
医療倫理の四原則　9
日本の医療制度の特徴　9
医療保険制度　10
診療報酬　11
診療録などの記録について　12

第Ⅱ部　さまざまな医療現場における心理支援の実際

1　心理アセスメント・・・・・・・・・・・・・・・・・・・・・・・・・・・・・・・15

医療における心理アセスメントとは？　15
40代後半女性Bの事例　18
心理アセスメントのために，身につけるべき学習　20

2　NICU・・・・・・・・・・・・・・・・・・・・・・・・・・・・・・・・・・・・・21

NICUにおける心理臨床とは　21
NICUにおける心理職の役割　22
事例から学ぶNICU——超低出生体重児のAちゃんとのかかわり　24
最後に　26

3　小児科・・・・・・・・・・・・・・・・・・・・・・・・・・・・・・・27

はじめに　27
小児科におけるこころの診療　28
小児科に働く心理職に求められる知識と心構え　28
小児科心理における課題　30
小学生男児の事例　30
初学者へのメッセージ　32

4　児童・青年・・・・・・・・・・・・・・・・・・・・・・・・・・・・・35

はじめに　35
児童・青年の発達　35
児童・青年の精神科的問題（DSM-5に則って）　36
カウンセラーの仕事　37
カウンセラーの仕事の例——小学校３年生の事例から　39
むすびに代えて　41

5　成人（一般精神科）・・・・・・・・・・・・・・・・・・・・・・・・43

はじめに　43
精神科病院における心理支援とは　43
病態の重い多様なクライエントたちとの多様な関わり方　45
病態の重いクライエントへの心理アセスメント　45
重篤な「こころ」の病を抱えたクライエントへの心理療法　47
おわりに——心理職のきのう・きょう・あした　50

6　高齢者・・・・・・・・・・・・・・・・・・・・・・・・・・・・・・・51

医療現場での現状　51
認知症の診断　51
代表的な認知症の分類　52
認知症の症状　53
認知症のアセスメント　54
回想法　55
心理教育　56
おわりに　57

7　アルコール・薬物・・・・・・・・・・・・・・・・・・・・・・・・・59

はじめに——アルコール・薬物問題の影響　59
アルコール・薬物問題の患者さんたち　60
アルコール・薬物問題からの回復と心の専門家の役割　62
おわりに　65

8　緩和ケア・・・・・・・・・・・・・・・・・・・・・・・・・・・・・・67

「緩和ケア」とは　67
身体を病むという体験・苦痛　69
緩和ケア領域の特徴　70
心理職が活動する場所での事例――患者家族に関わる「器」　71
おわりに　74

9　復職支援・・・・・・・・・・・・・・・・・・・・・・・・・・・・・・75

はじめに　75
40代前半男性の事例　75
復職支援の進め方――段階別のポイント／事例の解説　76
おわりに　82

10　リハビリテーション・・・・・・・・・・・・・・・・・・・・・・・・・83

はじめに　83
脳損傷とリハビリテーション　83
リハビリテーションチームにおける心理職の役割　84
おわりに　88

11　デイケア・・・・・・・・・・・・・・・・・・・・・・・・・・・・・・89

はじめに　89
精神科デイケアとは　89
デイケアでの支援内容と仕事の実際　90
デイケアでの心理支援に求められる心構え　92
初学者へのメッセージ　94

第Ⅲ部　チーム医療と地域連携の実際

1　多職種協働・・・・・・・・・・・・・・・・・・・・・・・・・・・・・97

医療における多職種協働とは　97
心理職の動き方の実際　101
「多職種協働」における心理職の専門性　102

2　地域連携・・・・・・・・・・・・・・・・・・・・・・・・・・・・・・105

はじめに　105
私自身の地域とのかかわり　105
地域共生社会について　106
地域連携――話し合いの場とテーマについて　107

地域連携の実際　107
日常業務での地域連携　108
連携で心がけていること　108
おわりに――地域連携の中で考えていること　110

第Ⅳ部　知っておきたい関連知識

1　関連法規・制度・・・・・・・・・・・・・・・・・・・・・・・・・113
医療における法規　113
精神医療と心理　115
医療観察法　116
その他理解しておくべき主な法律と制度　117

2　薬物療法の基礎知識・・・・・・・・・・・・・・・・・・・・・・・119
はじめに　119
向精神薬の薬理作用と薬物動態　119
向精神薬の分類と名称　120
向精神薬の種類と主な副作用　122
エビデンスに基づく薬物療法　125
向精神薬治療を行っている患者への心理的支援　125
身体疾患の治療薬による精神への影響　126
おわりに　126

第Ⅴ部　医療領域での学び――実習体験がどう生かされるのか

1　病院・クリニックに就職した立場から・・・・・・・・・・・・・・・・・129
精神科病院　129
総合病院　131

2　病院以外の現場に就職した立場から・・・・・・・・・・・・・・・・・133
児童養護施設　133
精神保健福祉センター　135

事項索引　137
人名索引　138

I　医療における心理的支援の基本

第Ⅰ部では，医療領域で心の専門家として働くことの意味を考えることから始めたい。私たちに何ができるのか，クライエントとの関係をどのように築くのか，自分自身とどう向き合うのか，といったことを問い続けることは，時に苦しいことでもあるが必要なことである。同時に，医療という場の特性を知ること，職業倫理や法制度といった観点から何が求められているのかを認識しておくことが必要である。内と外との基盤づくりをしてから，第Ⅱ部以降の各論に入ることにする。

1

医療領域での役割と課題
——関わり，支えるために

◉はじめに

病院での心理職の活動は，我が国の心理臨床の源流の一つと位置づけられる。20 世紀前半に，知能検査やパーソナリティ検査の日本における標準化が進み，1950 年頃には児童相談所，少年鑑別所，家庭裁判所等に心理職が登用されるようになり，同時期に精神科領域で心理検査を用いたアセスメントを中心として，臨床心理学研究と実践が行われるようになった。その後，カウンセリングや心理療法への関心が高まり，心理臨床活動は深まりを増した。1980 年前後にいくつかの大学教育学部等の附属心理相談室が文部省（当時）の認可を受け，そこで実践訓練を受けた心の専門家の多くが病院心理臨床家等として巣立っていくようになった。公認心理師や臨床心理士という資格が誕生する以前のことであり，医療の場で働く職種として十分な市民権をもった立場とは厳密にはいえないが，実質的にはアセスメントとカウンセリング・心理療法が心理職の仕事として重要なものとなっていった。

現代社会は，学校，職場，地域で心の問題が重視されるようになり，1989 年に生まれた臨床心理士に対する社会の認知度が次第に高まるにつれ，心の専門家としての期待も大きくなっている。心理臨床の場はかなり拡大し，医療，福祉，教育，司法，産業と，大きくは五つの分野に分けられるが，医療だけをみても，精神科だけでなく，心療内科，小児科，NICU，内科，老年科，リハビリ，緩和ケア等々，多様な診療科での心の支援に携わるようになってきた。そして，業務内容も面接や心理検査だけでなく，心理教育プログラムや他職種との協働連携，そして地域支援に関わる仕事の重要性が増している。

こうした心理臨床の広がりと深まりの中で，あらためて医療心理臨床ならではの特徴を抽出することは，なかなか難しいことだと感じられる。心の専門家として医療領域で行っている活動とそこで展開されるクライエントとの関係の有り様は，それ以外の領域におけるものと本質的には変わりない。だからこそ心理職の汎用性が論じられることになるのだろう。しかし，心理臨床の原点を確認する，という意味で，本章では医療領域の心理職が直面する課題や役割について述べていきたい。

◉「いのち」「からだ」と「こころ」の臨床

医療現場は，「生老病死」という人間誰しもが必ず体験する現象にもっとも直接的に取り組むところである。人間がこの世に存在するということ，換言すれば「いのち」を支える場所といってもよいだろう。「いのち」は何物にも代え難い。すべての人が「いのち」をまっとうすべく生きていることを大前提として，真摯にクライエントと関わることが，「こころ」の専門家にも求められる。

「いのち」や「からだ」について，普段私たちは，あまり意識せずに過ごしている。しかし，ひとたび病気や障害を抱えた時には大きく意識され，それは自分自身だけでなく，身内や周囲の人たちのことであっても同様である。「からだ」の痛みは「こころ」の痛みとなる。心理職は身体的側面の治療に直接かかわることはできないが，「からだ」の問題に伴う苦しさや辛さ，不安をしっかりと受け止める姿勢で臨みたい。癌，脳障害，多臓器不全，その他，難治性であったり，進行性であったり，重篤な機能障害を伴う疾患に直面した時の「なぜ自分が！？」という当惑や無念ははかりしれない。

臨床心理学は「こころ」の学問であるという点で，主に「からだ」を扱う医学と対比的に位置づけられることが多い。成田（2007）は，「からだ」の障害や欠損を修復するという機械論的身体観は近代医学・医療を進歩発展させ，多くの生命を救えるようになったが，一方で，専門化が進んだがゆえに一人の人間全体に目を向けることが少なくなったという問題が生じ，「人間を無名化するのではなく，一人のかけがえのない人格として扱う」臨床心理学のパラダイムが必要とされてきたと指摘している。その上で，精神医学と臨床心理学が互いの共通点と違いを理解することが，よりよい臨床につながると述べている。その視点から臨床心理士に意識・関心をもってほしいこととして具体的には，精神障害の身体的要因，薬物療法の効果や心理的影響，支援を求めずスタッフを攻撃するクライエントの存在，家族や関係者への対応，法制度等社会との関係，チーム医療をあげている。

「こころ」という内にあるものを大切に丁寧に扱っていくことは，心理職の役割の根幹だと考えられるが，その際「からだ」や「いのち」さらには組織や社会という外にあるものにも目を向けることが求められているといえるだろう。

◉患者アイデンティティの功罪

病院に掛かるという事態は，多くの人にとって嬉しいことではない。「からだ」の痛み，「こころ」の痛みを抱えて，一体自分がどうなっていくのか不安や当惑を覚え，腹立たしさすら感じることがある。しかし，自分ではどうしようもないと耐えかねて判断した時に，受診という行動を選択する。そして，ひとたび病院に行くと，私たちは「患者さん」と呼ばれる立場になる。患者という言葉は，弱いところをもった人というイメージをもたれ，労りの対象となったり，同情の対象となったりしがちである。実際，何かしらの不調を呈しているのは間違いないのだが，そういう立場に身をおくことに不本意感をもつ人は少なくない。そのために，病気や障害を否認して，受診せずに我慢しようとしてしまう人もいるくらいである。そのような人は，まるで患者とならないことが健康の証であると考えているような印象を受ける。

何らかの病気や障害を背負ってしまったという不本意感や不安・落ち込み・怒りに寄り添うのも心理職の役目である。その時に気をつけたいこととして，私たちもその人を「患者（クライエント）」としてのみみていないか，ということがある。人は皆，家庭や職場あるいは地域社会の中での立場があり，アイデンティティをいくつももっている。たとえば父親として母親として，職場人として，学生として，そして，その核となる自分自身として独自性，一回性，個別性を担った「その人」がいる。その部分を忘れて，無個性な「患者さん」としてみていては支援にならない。これまでどんな体験をしてきて，現在どのような暮らしをしていて，今後どう生きていきたいと考えているのか，具体的な情報も得ながら，想像しながら接していくことは大切である。

今目の前にいるクライエントの状態が，病理によるものなのか，もともとのパーソナリティなのか，薬の副作用なのか，それとも最近の出来事の影響によるものなのか等を，考えられるような知識はもっておきたい。その上で，心の問題についてどれくらい深く掘り下げるのか，どこに重点をおいてアプローチしていくのか等，方針をたてていくことが必要であろう。

◉多様な病態水準のクライエントとの出会い

精神科病院では，「こころ」の問題に関して他の心理支援現場よりも重篤な疾患や障害をもった人と出会う。統合失調症のクライエントは病院にだけいるのではないし，うつ病も然り，摂食障害も然りである。ただし，病院にかかることが必須となる症状というものがある。最近は入院治療をできるだけ短期間にして地域での支援につなげることが推奨されているが，通院という形で医療との関わりを長期に継続する人は少なくない。入院，外来，デイケア等を通して，病院で出会うクライエントの病態水準は幅広いが，他の支援機関に比べて相対的には重い病理を抱えていると考えられる。現実検討力の乏しさ，原始的防衛機制，自我境界の希薄さなどがそこにあらわれ，対応に戸惑うことがある。

統合失調症のクライエントの場合，洞察を深めることに主眼をおいたセラピーは限界がある。自分の内界を深く掘り下げていくことは混乱を招き，動揺や不安を高めて状態悪化させる危険性をもつ。まずは現実適応を目標にして少しずつ進めていく。変化が乏しいためセラピストはもどかしさや焦りを感じることもある。心理職としての自分の力量不足かと自信をなくしたり，無力感を味わったりすることもしばしばである。また，人格障害圏のクライエントとの継続面接では，激しいアクティングアウトの対応に追われたり，セラピスト自身もそこに巻き込まれての疲弊感や理不尽さ，時に恐怖すら感じさせられる体験をする。継続面接を行う上で「枠」の大切さを知ることになる。

かつて学生相談やスクールカウンセラー，あるいは福祉施設などに就職する際，病院臨床の経験があることが望ましいといわれることがあった。病態の重いクライエントと関わった経験をもつことによって，見立ての腕があがるからである。今は養成大学院で病院実習が必須と位置づけられるようになったため，病院体験がまったく無いまま現場に出ることはごく稀である。しかし，そうした実習の質がこれまで以上に問われてくるだろう。

◉他職種チームでの連携協働

毎年病院実習の最初の頃，入院病棟の中で「ただ，そこにいること」を体験させると，所在なげな様子でうろうろしたり，あるいは隅の方で呆然と立ちすくんでいたりする院生をよく見かけた。看護の実習生がバイタルチェックなどをしながら患者さんに自然に接しているのが羨ましいという感想も耳にした。その後の過程で，それが実はクライエントの置かれた状況にも通ずると徐々に気づいていく。また，心理職のあり方について考えるきっかけともなっていく。

病院には，医師，看護師の他に，診療科によって異なるが，ソーシャルワーカー，作業療法士，理学療法士，言語聴覚士，薬剤師，栄養士，臨床検査技師，事務職員……という具合に多様な職種のスタッフが働いている。それぞれがその道の専門家である。一人ひとりのクライエントに対して，異なる専門家が異なる視点から関わっている。その中で，心理職は何ができるか，何をすべきか。心理職の仕事は言葉で簡単に説明しがたいと感じている人は多い。それは，「こころ」という目に見えないものを扱っているからだろうか。関わり方においても処方や処置（手当て），手続きや情報提供といった目に見える働きかけが少ないからだろうか。ともすると，心理職自身が自分を非力な存在だというイメージで捉える傾向にある。その時，私たちの中には他職種への羨望や競争意識，専門家としてのコンプレックスなどに基づく焦りがあるかもしれない。

他職種との連携協働の重要性・必要性については，最近とみに強調されている。かつては同じ職場にいても「心理の先生って何する人？」と言われていた時代もあるが，今は，「心理の立場から意見を」と求められることが増えている。カンファレンスの場で，あるいは所見レポートを通して，さらにまた，病棟や外来での意見交換も貴重な情報共有の機会である。クライエントにとって役に立つ有意義な情報交換をするためには，心理職としてクライエントの特徴とその抱える問題について十分に検討し，見立てたことをわかりやすく伝えなくてはいけない。専門的な知識や技術の研鑽をし続けることが重要である。

石黒（2016）は，「私たち“心理”の仕事は対話というかたちをとることが多い。対話という相互の応答的なコミュニケーションによって内的な作業が展開することを信頼し，その作業を支える。それは患者さんに対してだけではなく，（略）他職種に対してもその取り組みや考え方を尊重し，そこに意味を見出すために尋ね，問いかけていかねばならない」と述べ，他職種とのチームづくりの中で，臨床心理士であることが活かされていると論じている。

◉心理職の専門性・独自性

私たち心理職は養成教育の過程で，さまざまな心理検査や心理面接の手法を学んでいる。それらは心の専門家としての基礎となるものである。現場に出ると，その領域特有のノウハウがあり，対象者の年代や臨床的な特徴に合わせた関わり方や支援対応が必要となる。たとえば，心理療法において時間や場所等の面接枠を設定することで，継続的な関係を維持し，クライエントの行動を理解しやすくなり，またセラピスト，クライエント双方の安全を保てる，といった原則があるけれども，緩和ケアやNICUではベッドサイドでの関わりがなされるし，精神科等でのデイケアではオンデマンドの面接状況が生じる。つまり，現場では臨機応変で柔軟な対応が求められるわけである。そのような現場の特性に即した関わり方は，基本を身につけていてこその応用である。

私たちがもっている知識と技術には，臨床心理学の専門基礎だけでなく，心理学の知見や研究手法というものもある。一般心理学の知見は直接臨床の場に適用することが難しい場合もあるし，明確に意識して用いていることは少ないと思われるが，クライエントの発達水準をみるとき，社会復帰への変化過程をみるとき，集団場面での行動をみるとき，その他さまざまな場面で，クライエントの見立てをする際に，心理学的な人間理解の視点や発想が活きているはずである。

かつて医療の場に心理職が参入し始めた頃は，資格や身分保障がなく，役割も曖昧であった。乾（1991）は，パイオニア世代がそのような状況からの脱皮の試みとしてどのような工夫をしていたか，自身の経験も含めて振り返っている。たとえば，精神科であれば病棟患者の生活を活性化するような小グループ活動，病棟内新聞の発刊，手に負えないとされている患者との根気強い面談，心理的アセスメント結果と患者の対人関係パターンをつなげての説明，病棟スタッフとのミーティングといった，「より患者理解にとって有用となり，かつスタッフにとっても納得できる方法としての心理臨床の種々の技法の提案」を積み重ね，何年もかけて心理職としての立場を築いていく過程があったことが示されている。そこで問われているのは，「医療心理臨床家がどんな患者理解や治療を行えるのか，医療スタッフと共有できる心理学的な方法論の導入がはかれるか」であると乾（1991）は述べている。

専門職として何をするのか，立場や仕事内容が周囲に認知されていないというのは，非常に無力感を覚える辛い状態である。なぜ理解してもらえないのか，活用してもらえないのか，と不満や憤りを感じる心理職も少なくなかった。しかし，一番深刻なのは自分自身の心理職アイデンティティの揺らぎである。自分には何ができるのか，それをどうやって周囲に伝えていくのか。時代はうつり，「臨床心理士」が誕生し，心の専門家としての位置づけはかなり周知されてきた。2017年には国資格としての「公認心理師法」が施行され，今後さらにその存在が定着していくことが期待される。ただし，心理職アイデンティティを自ら確立していくことは，今も変わらず重要な課題である。

心理学的視点の独自性として，乾（1991）は，「①病者を全体的な存在（Total person）として理解する視点，②精神力動論の観点，③「生老病死」をめぐる心理学的意味と理解，④治療関係論などの精神分析的・力動精神医学的な認識と方法は，病者を医療心理学から理解し，具体的に実践してゆく上で，たいへん重要な基礎理解を提供している」と述べている。

また，野村（2017）は，社会人としてのマナー（職場のコンプライアンスから自分の体調管理まで），病院という組織やその理念を知ること，病院という場の理解（患者にとってどういう場なのか），経営・コストの意識，地域特性の把握，多職種とのつながり，アウトリーチなど，これまでの心理職の養成教育の中で十分にとりあげられてこなかったことについて知ることの必要性を論じた上で，「病院組織で求められる役割，特に採算や効率を求められる働き方とクライエントを中心にじっくり時間をかけて話を聴いたり心理検査を実施したりという臨床行為は，一見矛盾するようにみえるかもしれない」が，「どちらも患者さんに必要な医療，心理臨床的関わりを提供するためには必要なことである」と締めくくっている。

多くの臨床家が示唆しているように，臨床心理士・公認心理師が「心の専門家」に徹することによって，周囲とのつながりが強く築かれ，実践活動が発展していくと期待される。

かけがえのない一つの「いのち」をもった人と出会い，クライエントであると同時に過去・現在・未来を生きるその人と関わるということ，時に深刻な重篤な心身の問題を抱えた状態に合わせて関わりに工夫も必要であること，心の専門家として把握し，理解した内容を，クライエント本人やその関係者のみならず，他職種スタッフにも伝えていくこと，心理職の知識や技術を最大限に活かすことなど，医療領域での役割や課題を本章では示したが，これらは冒頭でも述べたように，医療場面だけに特化したことではなく，他のどの支援領域に置き換えてもまったく同様のことがいえる。心の専門家としての研鑽は終わりがない。最後に，本章で引用したもの以外も含めて，病院臨床において参考になると思われる文献をまとめて紹介しておきたい。他にもたくさんあるのだが，実習院生など初心者向けに書かれたものや事例が多く載っているものを主にあげている。病院臨床を考える糸口となれば幸いである。

引用文献

乾　吉佑（1991）．医療心理臨床の経験と課題　乾　吉佑・飯長喜一郎・篠木　満（編）心理臨床プラクティス第３巻　医療心理臨床　星和書店　pp.2–20.
一般社団法人日本臨床心理士会（監修）（2012）．臨床心理士のための精神科領域における心理臨床　遠見書房
石黒直生（2016）．精神科医療と臨床心理士　渡辺雄三・山田　勝・高橋蔵人・石黒直生（編著）クライエントと臨床心理士―こころの「病」と心理療法　金剛出版　pp.45–65.
村上英治・池田豊應・渡辺雄三（編著）（1982）．心理臨床家―病院臨床の実践　誠信書房
成田義弘（2007）．精神科臨床の多面性　渡辺雄三・総田純次（編著）臨床心理学にとっての精神科臨床―臨床の現場から何を学ぶか　人文書院　pp.14–30.
野村れいか（2017）．病院組織への参入―社会人・医療人として求められる姿勢　野村れいか（編著）病院で働く心理職―現場から伝えたいこと　日本評論社　pp.2–15.
沼　初枝（2014）．心理のための精神医学概論　ナカニシヤ出版
菅佐和子（編著）（2000）．看護に生かす臨床心理学　朱鷺書房
鈴木伸一（編著）（2018）．公認心理師養成のための保健・医療系実習ガイドブック　北大路書房
津川律子・橘　玲子（2009）．臨床心理士をめざす大学院生のための精神科実習ガイド　誠信書房

2 医療従事者としての基礎事項

◉はじめに

ここでは，医療機関において専門職としての業務を行うにあたって，医療従事者としてあらかじめ身につけておくべき基礎的な項目を取り上げる。具体的には，医療倫理，および日本の医療制度システムの概要を述べる。また，記録の取り扱いについても述べる。他にも，医療安全や感染対策など修得すべきと思われる重要な項目は複数あるけれども，紙面の限りもあって本稿では扱わない。これらについては，他書を参照して欲しい。

◉医療倫理の四原則

医療倫理の四原則とは，ビーチャムとチルドレスによって提唱された自律尊重原則・無危害原則・善行原則・正義原則の四つである（水野，2017）。自律尊重原則は，「自律的な患者の意思決定を尊重せよ」というものである。善行原則とは，他人の利益のために行為すべきであるという道徳的責務である。無危害原則は「危害を引き起こすのを避けるという規範」，あるいは，「害悪や危害を及ぼすべきではない」ことであると定義される。正義原則は，「社会的な利益と負担は，正義の要求と一致するように配分されなければならない」というものである。上記の四原則は，医療従事者が倫理的な問題に直面したときに，どのように判断して行動するべきかについての基本的指針となる。

医療臨床現場での倫理的意思決定において，倫理的問題を検討する場合に有用な方法として，ジョンセンの四分割法があげられる。四分割法では，①医学的適応，②患者の意向，③QOL（Quality of Life），④社会，経済，法律，行政など患者を巡る周囲の状況の四つの項目に基づいて，倫理的問題点が整理・検討される。四つの項目の具体的な内容を図Ｉ-2-1に示す。

◉日本の医療制度の特徴

日本の医療制度にはいくつかの特徴があるが，①国民皆保険制度，②現物給付制度，③フリーアクセスの三つをあげることができる。1点目の国民皆保険制度は，すべての国民が公的な医療保険に加入していることである。諸外国では，アメリカなどのように無保険状態の国民がいる国も多い。2点目の現物給付制度とは，医療行為（現物としての医療サービス）が先に行われ，費用は患者が加入している保険者から保険医療機関に，事後に支払われることである。つまり，医療サービスを受ける前に医療費の全額を支払う必要がない。3点目は，自らの自由

医学的適応（Medical Indications）	患者の意向（Patient Preferences）
善行と無危害の原則 1. 患者の医学的問題は何か？病歴は？診断は？予後は？ 2. 急性か，慢性か，重体か，救急か？可逆的か？ 3. 治療の目標は何か？ 4. 治療が成功する確率は？ 5. 治療が奏功しない場合の計画は何か？ 6. 要約すると，この患者が医学的および看護的ケアからどのくらい利益を得られるか？また，どのように害を避けることができるか？	自律性尊重の原則 1. 患者には精神的判断能力と法的対応能力があるか？能力がないという証拠はあるか？ 2. 対応能力がある場合，患者は治療への意向についてどう言っているか？ 3. 患者は利益とリスクについて知らされ，それを理解し，同意しているか？ 4. 対応能力がない場合，適切な代理人は誰か？その代理人は意思決定に関して適切な基準を用いているか？ 5. 患者は以前に意向を示したことがあるか？事前指示はあるか？ 6. 患者は治療に非協力的か，または協力できない状態か？その場合，なぜか？ 7. 要約すると，患者の選択権は倫理・法律上，最大限に尊重されているか？
QOL（Quality of Life）	**周囲の状況（Contextual Features）**
善行と無危害と自律性尊重の原則 1. 治療した場合，あるいはしなかった場合に，通常の生活に復帰できる見込みはどの程度か？ 2. 治療が成功した場合，患者にとって身体的，精神的，社会的に失うものは何か？ 3. 医療者による患者の QOL 評価に偏見を抱かせる要因はあるか？ 4. 患者の現在の状態と予測される将来像は延命が望ましくないと判断されるかもしれない状態か？ 5. 治療をやめる計画やその理論的根拠はあるか？ 6. 緩和ケアの計画はあるか？	忠実義務と公正の原則 1. 治療に関する決定に影響する家族の要因はあるか？ 2. 治療に関する決定に影響する医療者側（医師・看護師）の要因はあるか？ 3. 財政的・経済的要因はあるか？ 4. 宗教的・文化的要因はあるか？ 5. 守秘義務を制限する要因はあるか？ 6. 資源配分の問題はあるか？ 7. 治療に関する決定に法律はどのように影響するか？ 8. 臨床研究や教育は関係しているか？ 9. 医療者や施設側で利害対立はあるか？

図Ⅰ-2-1　症例検討シート（ジョンセンら，2006）

意志により，医療機関を自由に選択できることである。たとえばイギリスでは，事前に登録された家庭医（General Practitioner: GP）を最初に受診しなくてはならず，家庭医の紹介状なしでは専門科の病院を受診できない。

◉医療保険制度

日本の医療保障制度は，社会保険形式をとっている。社会保険とは，人生におけるさまざまなリスク（疾病・労働災害・退職や失業）に備えて，人々が集まってお金（保険料）を出し合い，リスクを被った時には，お金やサービスを受け取る仕組みである。さまざまなリスクの中で，病気やけがに備えるための保険が，医療保険である。

日本では，1961 年からすべての国民が何らかの公的医療保険に加入しており，被保険者として医療を受けることができる。国民および要件を満たす外国人は，保険料の納付する義務があるが，医療機関の窓口で保険証を提示することで，一定の自己負担で医療を受けることが出来る。

医療費の自己負担分は，原則 3 割となっている。ただし，義務教育就学前の子どもと 70 歳から 75 歳未満は 2 割で，75 歳以上は 1 割となる。なお，70 歳以上でも現役並みの所得がある人は，3 割負担となる。大きい怪我や大病の場合は，医療費の総額が高額になることもある。その場合，一月あたりの自己負担の限度額を定め，患者本人の自己負担額が過大とならないようになっている。これを高額療養費制度という。たとえば，所得が一般的な範囲の場合，医療費の合計が1ヵ月に100万円かかった場合は87,430円，200万円かかった場合でも92,430円に自己負担額が抑えられる。

◉診療報酬

診療報酬とは，医療保険に加入している患者を診療した場合に，医療機関や調剤薬局などに支払われる代金のことである。診療報酬は，社会保険診療報酬点数表で，その金額が決められている。つまり，保険診療における医療サービスの公定価格といえる。また，医療サービスの基準の一つとして，医療専門職の配置についても記載されている。

診療報酬は，2年ごとに改定される。表Ⅰ-2-1に，執筆時点での診療報酬点数表で，臨床心理技術者の記述のある主な診療報酬を示す。

次の改定は2020年となっている。2020年の改定では，公認心理師の国家試験が2018年に実施された後の初めての改定となり，診療報酬上で評価する心理職の範囲は公認心理師に統一される見込みである。また，公認心理師の業務にどのような内容が記載されるのかについて，注目されている。

診療報酬の支払いの流れを図Ⅰ-2-2に示す。患者は，病院やクリニックなどの保険医療機関

表Ⅰ-2-1　臨床心理技術者の記載がある診療報酬（伊藤，2016）

外　来	・臨床心理・神経心理検査 ・通院精神療法，精神科ショートケア，精神科デイ・ケア，精神科ナイト・ケア，精神科デイ・ナイト・ケア，重度認知症患者デイ・ケア
入　院	・精神科リエゾンチーム加算 ・入院集団精神療法，入院生活技能訓練療法 ・包括病棟（精神科急性期治療病棟入院料，精神療法病棟入院料，認知症治療病棟入院料） ・退院調整加算，救急支援精神科病棟初期加算，精神保健福祉士配置加算 ・重度アルコール依存症入院医療管理加算，摂食障害入院医療管理加算，児童・思春期精神科入院治療管理料

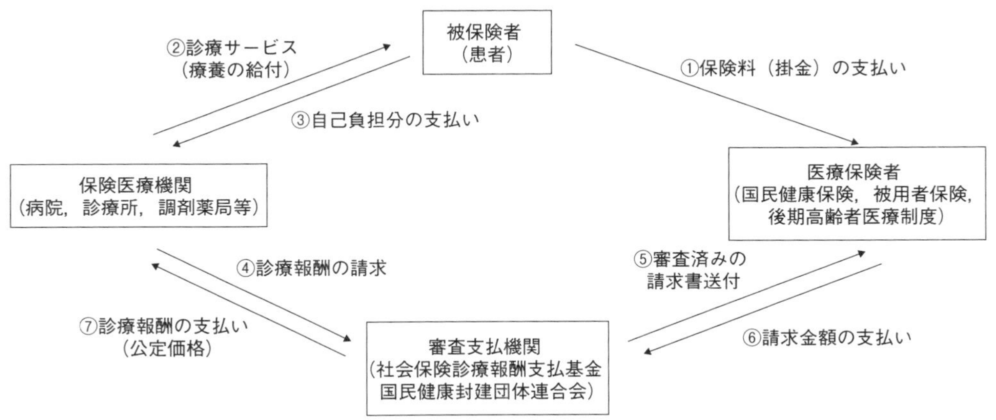

図Ⅰ-2-2　保険診療の概念図（厚生労働統計協会（2015）より一部改変）

を受診して診療を受け，自己負担分を窓口に支払う。保険医療機関は，残りの治療費用について，審査支払機関に1ヵ月分の診療行為をまとめた診療報酬明細書（レセプト）で請求する。審査支払機関はレセプトを審査して保険医療機関へ診療報酬を支払うと共に，医療保険者へ支払いを請求する。

医療保険者は，①国民健康保険，②被用者保険，③後期高齢者医療制度の三つに大別できる。国民健康保険は，自営業者などが多く加入している。被用者保険は，中小企業の従業員が加入している協会けんぽと，大企業の従業員が加入している健康保険組合と，公務員が加入している共済組合がある。後期高齢者医療制度は，75歳以上の人が加入している。

◉診療録などの記録について

診療録は医師法で定められている法律上の名称であり，医師が患者の診療内容および経過などを記載する文書を指す。医師法第24条によって，医師には患者を診療したときには，遅滞なく診療録に記載することが定められている。

診療録の他に，診療に関する諸記録を備えて置くことが，医療法第21条によって定められている。手術記録，看護記録，検査所見記録や画像写真については，医療法施行規則によって診療に関する諸記録として定められており，2年間の保存が義務づけられている。医療機関での心理職の業務内容の記録については，診療に関する諸記録に含まれると考えられる。当然のことながら，心理職が自ら行った業務内容についても，記録として残しておかなくてはならない。

記録を残す目的の一つに，自分がどのような支援（商品）を提供したか，またそれを選択するに至った判断基準が何だったかを明らかにしておくことがあげられる（八木，2012）。つまり，自分のための備忘録ではなく，支援（商品）とそれを選択した判断基準を第三者にも理解してもらうためのものとなる（八木，2012）。また，公的な記録であって，情報開示の対象となる。

なお，業務内容の記録を遅滞なく記載して保存しておくのは，医療機関に限ったことではなく，すべての領域で勤務する心理職に当てはまる。一般社団法人日本臨床心理士会倫理綱領では，第4条において，業務の内容を客観的かつ正確に記録しておくことと，業務の終結後から5年間の保存が義務づけられている。ちなみに，訓練中の大学院生の中には，スーパービジョンやケース会議のために作成している資料と，業務として行った内容の記録との違いについて，不明瞭になっている学生がいるので，十分に注意する必要がある。

引用文献

伊藤弘人（2016）．医療とは 制度としての医療―保健医療制度　下山晴彦・中嶋義文（編）公認心理師必携―精神医療・臨床心理の知識と技法　医学書院　pp. 4–6.

Jonsen, A. R., Siegler, M., & Winslade, W. J. (2002). *Clinical ethics: A practical approach to ethical decisions in clinical medicine* (5th ed). New York: McGraw-Hill.（ジョンセン，A. R.・シーグラー，M. S.・ウィンスレイド，W. J.（著）　赤林　朗・蔵田伸雄・児玉　聡（監訳）（2006）．臨床倫理学 第5版―臨床医学における倫理的決定のための実践的なアプローチ　新興医学出版社）

厚生労働統計協会（2016）．国民衛生の動向 2015/2016　厚生労働統計協会

水野俊誠（2017）．医療倫理の四原則　赤林　朗（編）入門・医療倫理Ⅰ 改訂版　勁草書房　pp.57–72.

八木亜紀子（2012）．相談援助職の記録の書き方―短時間で適切な内容を表現するテクニック　中央法規出版

II さまざまな医療現場における心理支援の実際

第II部では，始めに医療分野における心理アセスメントについて取り扱う。その後，さまざまな医療現場における心理支援のあり方を取り上げる。各章では，各々の医療現場で勤務する上での最低限の基礎的事項について，簡単な概説がなされている。そして，心理職がどのようにクライエントや家族を支援しているのかについて，事例を通した実際の様子が紹介されている。これらによって，心理職の支援のあり方について，より深い学びが得られることを期待している。

1

心理アセスメント

◉医療における心理アセスメントとは？

心理アセスメントに関わる定義や，その全体像について詳しくは心の専門家養成講座③『心理アセスメント』「Ⅰ 心理アセスメントの基礎理論」を参照されたい（松本・森田，2018）。日本臨床心理士会は，臨床心理士の専門的な活動として①心理アセスメント，②心理相談，③臨床心理的な地域援助，④研究活動の四つの活動をあげている。その中で①心理アセスメントは，「問題の状況や課題などを面接や心理検査などによって明らかにし，自己理解や支援に役立てるもの」とし，それは「見立て」といわれているものであり，心理支援を行う上で必須なものである。この章では，その中でも医療における心理アセスメントの五つの特徴を以下にあげる。

(1) 医療保険制度における心理アセスメント

医療における心理アセスメントの対象は，何らかの疾患や症状を抱えている患者である。医療は診療報酬という仕組みの中で行われており，その制度について知っておく必要がある。診療報酬とは，診療の種類によって決められた保険点数によって算出される患者が払う診療価格のことである。そしてその診療報酬に，心理職（2019年に「臨床心理技術者」と記載）が関係している項目がいくつかあるが，心理職だけで算定できる項目はない。たとえば，医療の中で心理職が実施している心理検査の算定には，「医師の指示があり，医師が検査結果を分析し，診療録（以下カルテ）に分析結果を記載する」という条件がある。つまり，心理職が心理検査の種類を勝手に決めることや，心理検査の結果を勝手に判断することはできない。そのため医療現場では，医師から依頼があって心理検査を実施し，その心理検査結果をカルテに提出したのちに，医師が心理職の結果をみて分析し，カルテに記載することで心理検査の点数がとれるというシステムである。また，この診療報酬の基準は2年に1回改定され，新しく診療報酬の基準に入る心理検査が増えたり，保険点数が変わる。そのため，診療報酬については心理職も敏感でいたい。このように医療は医療保険制度の中で行われているという事実を認識した上で，心理アセスメントを行いたい。

(2) 多職種協働と心理アセスメント

医師や看護師などの多職種と協働して治療を行うというのも，医療の中での特徴である。心理アセスメント結果は患者や患者家族のためだけでなく，多職種にも活用されているという点も考えておく必要がある。心理アセスメント結果とは，心理検査の結果だけでなく，心理面接でみられた患者の心理状態やパーソナリティ等のアセスメント結果も含んでいる。心理アセス

表Ⅱ-1-1　Aの初回心理面接記録例

	記録する内容	事例A　（告知後の初回面接内容）
S（Subjective data）	患者の訴え，病歴など	「頭が真っ白で，内容がよくわからなかった，テレビの中の出来事みたい」と話し，急な出来事で現実的に考えることが難しい様子。そして，そのあと今までの生活や家族関係などについてのインテーク面接を行った。
O（Objective data）	診察所見，検査所見など	指先が震えており，表情も硬く，感情がフリーズしている様子。しかし，話しているうちに少し落ち着く様子もみられた。
A（Assessment）	上記2者の情報の評価，考察	死を予期させるショックな出来事により，一時的なパニック状態と思われた。しかし，等身大なものでもあり，もともとは自分で考えられそうな人だが，家族のサポートがないため，本人の希望もあり心理的サポート面接も必要。
P（Plan）	問題解決のための計画	今後，継続した心理サポート面接を週に1回行う。次回は○月○日14時から病室で行う。

メント結果をカルテに記載する時には，多職種にも活用してもらえるように，なるべく心理学の専門用語は避け，平易な言葉で端的に記述したい。医療では医師も看護師もSOAPという手法を使って，端的に記述することが主流となっている。心理職もなるべくカルテにはSOAPで記述することが望ましい。SOAPとは，問題指向型医療記録（POMR: Problem Oriented Medical Record 又はPOS: Problem Oriented System）の手法であり，Subjective data, Objective data, Assessment, Planの4項目の頭文字をとったものである。Subjective dataとは患者の言葉などの主観的データであり，Objective dataとは採血やレントゲン等の客観的データであり，その二者のデータから問題点を収集・抽出し，その問題点をAssessment（評価）し，それに基づきPlan（治療方針）を立てるという記述方法のフレームである。

以下に，50代男性Aの例をあげて説明を加える。Aは40度の高熱が3日間下がらず，かかりつけ医を受診したところ，大学病院を紹介され即日入院となった。翌日，急性骨髄性白血病の告知がされてAはパニック状態となり，主治医から心理職に心理サポート依頼となった。初回面接の記載内容をSOAPでまとめたものを表Ⅱ-1-1に示した。Subjective dataのところにAが話した内容を簡潔にまとめ，Objective dataにはAの表情や言動などの非言語的情報を記載し，面接の様子から考えられる心理状態を推測して，Assessmentに記載した。Aは心身ともに一時的ショック状態と考えられた。一方頼りになる家族がおらず，社会的サポートが乏しいことが今後の心理状態に影響する可能性が示唆された。そのため継続的な心理サポートを提案してAの同意を得たため，今後継続することになり，そのことをPlanのところに記載した。心理職は，一般的にはSOAPで記載するよりも，話した内容を中心にアセスメントを交えて文章で記載することが多いが，長い文章は忙しい医療スタッフにはなかなか読んではもらえない。医療スタッフはこのSOAPの記載方法に慣れているため，このフレームで書かれている方が，心理職の面接内容の理解が早い。同時に，心理アセスメント結果を多職種が読むことで，心理職が何をする職種であるのかを理解する機会にもなりうる。ただ，カルテは公式文書であり，修正は許されないし，その取り扱いには個人情報保護法などのさまざまな法律と関連している。そして，近年はカルテ開示を求める患者も増えている。よって，心理職もカルテに記載する時には，関連する法律やカルテ開示条件などもきちんと理解した上で，慎重に記載したい。

(3)「医学モデル」と心理アセスメント

医療現場における最終目標は「病気（症状）を治す」という医学モデルに基づいている。そのため，心理アセスメントも医学的治療の一貫として実施され，こころだけを対象としているのではなく，こころを身体の一部としてみていく視点でアセスメントしていく必要がある。久保（2013）は，医学における「心身相関」という考え方をあげ，身体疾患と心理的因子（ストレス）の関連性を述べている。心身相関には3群あり，①ストレスにより身体疾患を発症，再燃，悪化，持続する群（狭義の心身症）で，ストレスからめまいや胃潰瘍などになるもの，②身体疾患に起因し，不適応を引き起こしている群で，気管支喘息やアトピー性皮膚炎，関節リウマチなどから社会生活が障害され，引きこもりやうつになったりするもの，③身体疾患の治療・管理への不適応を引き起こしている群であり，がんなどの長期の治療や経過の中で不安や恐怖，不眠などになるものである。そのため，医療における心理アセスメントでは身体という視点をもつことが最低限必要である。さらに医学モデルでは，「病気を治す」ことが治療の目標になるが，心理職の専門性からも治療の目標をもつことが重要である。医学モデルでは，その場の症状だけを取り上げることが多いが，心理職は現在の症状が患者の人生や家族の中でどのような意味があるのか，歴史性や物語性をもった全人的視点から考える。そして，この異なるアプローチの知見を医師や看護師と共有していくことで，より複層的な治療にできると思われる。

(4) 心理アセスメントの手法

心理アセスメントの手法には，心理検査を行う検査法だけでなく，面接をしながら患者の病態水準やパーソナリティ等をアセスメントする面接法や，集団療法やデイケアに参加して観察しながらアセスメントを行う観察法がある。代表的なものとして，1）心理検査と 2）面接による心理アセスメントを以下にあげる。

1）心理検査　知能検査や発達検査，神経心理学検査などの知的側面をみるものと，性格傾向や病態水準，その時の心理状態などの情緒的側面をみるものの2種類に分かれる。精神科では，かつてはロールシャッハ・テストなどの人格検査が主流で，知的問題がありそうな人にしか知能検査は行わないことが多かった。しかし，最近20年の発達障害の概念の発展と知能検査の開発などにより，知的側面と情緒的側面の検査を組み合わせて実施することも一般的になりつつある。それら複数の心理検査を組み合わせて実施することをテストバッテリーという。テストバッテリーとは，はかる目的が異なる検査を組み合わせて同時に実施することで，その時の心理状態や自我機能を多角的に捉え，より深みのある患者のこころの読みとりを行うものである。各種心理検査の具体的方法については，先にあげた心の専門家養成講座③『心理アセスメント』「II 必修心理検査の習得」を参照されたい。

2）面接による心理アセスメント　面接ではただ共感的に聴くだけでなく，面接法と観察法を用いながら同時に心理アセスメントを行っている。面接法では，患者が語る内容から，過去の家庭環境やいじめの体験が，現在の対人関係や適応状況にどう結びついているのかを考える。また，症状や希死念慮が話される時には，症状の重篤性や自殺の危険性などもアセスメントし，緊急性が高い時には，すみやかに主治医に報告し，対処が必要である。一方観察法では，話している患者の表情や声のトーン，身体の動かし方，心理職の言葉や行動への反応なども細かく観察し，非言語的に表現している気持ちを読みとったり，無意識の対人パターンやメッセージを読みとることも重要な心理アセスメントの一つである。たとえば，訪室する部屋に本人が飾ったものが，黒や紫などのトーンの絵が飾られていたら，抑うつ的な気分であることを表現しているのかもしれないし，逆に「もういっそ死にたい」と言っていても，カラフルな花の絵本や好きな趣味が並んでいたら，生きる意欲はまだあると判断できるかもしれない。こうした非言語的なメッセージにも注目し，心理アセスメントの視点を加えることは重要である。また，このような非言語的なメッセージに注目することは，今までの医療文化の中で他の職種では十分にトレーニングされていない視点であり，心理職の専門性として有用な視点であると思われる。

(5) 力動的アセスメント

医療領域では，医師や看護師など他の職種も，患者の気持ちや人となりを経験的にアセスメントして関わっている。心理職の専門的な心理アセスメントとして，精神分析に端を発する力動的アセスメントが有用であると筆者は考える。力動的な視点とは，一丸（1988）は「人の心を連続性のあるものと捉え，パーソナリティの特徴，心的構造，対象関係，心理発達などの視点から全人的に理解しようとするもの」と述べている。医療では，症状は無くすべき悪いものと捉えるが，力動的な視点からみると，症状には意味があることも多く，患者の病気が必然的であることさえある。こうした，「なぜ，今，この人に，この症状が起こったか？」についての意味を，心理検査や心理面接で言語化されたものや，非言語的なもの（症状や，行動，夢など）を総合的に分析してアセスメントするのが，力動的アセスメントである。そしてそれが，その後の心理療法の適切な見立てに繋がると思われる。

◉ 40 代後半女性 B の事例

以下に事例を用いて，医療における心理アセスメントの実際を示す。精神科医からの依頼で心理検査を実施し，その結果を精神科医が判断し，心理面接の依頼となった事例である。最後に，カルテ上の予診や診察時の情報，心理検査や初期のアセスメント面接の情報などから総合した力動的アセスメントによる見立てを示した。

(1) 予診・初回診察（精神科医）

B は自営業の夫と二人の娘の 4 人家族である。X-2 年義父の死後，夫が会社を引き継いだが経営が悪化し，X 年 3 月末に長女が大学入学のため家を出た後に夫と大喧嘩をした後に，1 週間健忘状態となった。その 1 週間に車をぶつけたり，義母に「一緒に暮らせない！」と怒鳴ったり，幼児的な言動をしたために，夫に連れられ神経内科に受診し，精査入院となった。しかし，内科的な異常がなかったため，精神科に紹介となり，精神科医が診察後，心理職に人格検査の依頼があった。

(2) 人格検査（ロールシャッハ・テスト，バウムテスト）を心理職が実施

抑うつ状態や精神的に不安定な状態がみられたものの，現実検討能力は保たれていたため，

人格統合水準において精神病水準は否定的だった。ただ，抑圧傾向の強さと，情緒的な刺激に対して，一時的に急激に退行するところがあり，総合的に人格障害水準と考えられた。一方達成欲求が強く，内的攻撃性が高いなどの hysterical personality がうかがわれた。

(3) 精神科医の診断

予診や診察では，防衛的かつ慇懃無礼な態度で「何もやる気がしない」とうつ症状を訴え，健忘症状については「まったく覚えていない」と話した。ただ，聴いていくと不眠や食欲不振があり，この1年で10kgやせたという。人格検査の人格障害水準という結果と合わせて，解離性健忘と診断された。今後の治療については，医師が薬物療法と治療の管理を行うことと，心理職へ心理療法の依頼がされた。

(4) アセスメント面接の概要（心理職）（1回～5回）

面接は義母や夫の理不尽さへの不満を中心にBが一方的に話し続けたが，過去のことを訊くと少しずつ話した。幼少期は両親が飲食店を営んでおり，二人同胞の長女として育つ。Bは先天性の足の障害があったが，5歳までに数回手術を繰り返して歩ける様になる。実家は従業員を住み込みで雇用していたため，実母は従業員の世話や，姑の介護で忙しく，いつも不機嫌だった。そのためBは家事を手伝わないと叩かれ，「おまえには手術代でお金がかかった」などと言われたという。そしてBは足の障害で走ったり，飛んだりできなくても，体育を休むことなく持久走も走るくらい負けず嫌いだったという。幼少期から中学までは，目立たない存在だったが，高校時代に成績が上位になったことでその後活発になり，専門学校を卒業後，事務職員として就職する。自営業の夫と結婚。妊娠を機に，同じ敷地内に義父母と同居になり，仕事，家事，育児をこなしたという。面接時の態度は，一見受け身的であるが，毎回ブランドの服やバッグで身を包み，こちらに緊張感が走るほど，威圧的なものを感じさせた。今後の治療契約の意思を聴くと，「夫や義母のストレスのせいで精神的に疲れただけで，休めば直る」とBは拒否的であったが，翌回に夫の勧めで継続することになった。

(5) 力動的アセスメント（心理職の見立てと支援方針）

もともと負けず嫌いで足の障害を隠し，健常者と同じになるように何倍も努力して，家事・育児・経理・良い嫁であることを頑張ってきたが，現実は会社の経営の悪化や長女が巣立ったこと，身体機能の悪化などさまざまな喪失をめぐる問題が起き，精神的に耐えられずに発病したと考えられた。その背景には，母子関係において母親は障害があるからと甘やかさず，むしろ障害を責めており，そのことによりBは障害が負い目になったと考えられる。そのため，健常者に負けず，人から馬鹿にされないことが生きる目標になり，いつも人と比較する生き方をしてきたようだった。そして障害を隠して仮面をかぶって生きてきたことで，自分らしく生きることがわからなくなり，本音や自身の感情がわからなくなったようだった。その中で，何でも好き勝手にやって文句ばかり言う義母や夫に対して，好きなことをやったことがないBは，根底にある怒りが触発されたと考えられた。また，同時に中年期の課題とも重なり，今までの過去を振り返り，このままの人生で終わっていいのかという必然的な問いが出現したとも考えられた。治療方針としては，誰にも頼らず生きてきたBが心理療法の中でセラピストを信頼して甘えられる様になる中で，自分の感情を少しずつ自覚して言語化できるようになることが初期の目標と思われた。

このように過去と未来，内界と現実の世界をつなぐのが力動的アセスメントでもあり，そこから有用な心理療法の方向性がみえてくるものである。そのため，深くアセスメントできればできるほど，適切な支援方法の見立てにつなげられると思われる。

◉心理アセスメントのために，身につけるべき学習

心理アセスメントを行うためには，心理検査や心理面接がスムーズに実施できるように基本的な技法を習得していることは，最低限必要である。実施後，それらの要素を統合して，患者のこころをアセスメント（見立て）するには，背景にこころの構造や成り立ちの理論などの視点をいくつかもっていることが必要である。筆者は，①精神疾患の知識や，②自我発達理論，③パーソナリティ論や自我防衛の知識が，最低限必要と考える。①精神疾患の知識では，精神科医と共通言語をもつ意味でも，DSM-5 や ICD-10 などの診断基準は理解しておきたい。②自我発達理論や③パーソナリティ論や自我防衛については，筆者はロールシャッハ・テストの査定において，小此木・馬場（1989）の精神力動論を拠り所にしている。そのため，その背景にある精神分析理論が有用と考えており，カーンバーグ（Kernberg, 1976）の人格構造論や，アンナ・フロイト（Freud, 1936）の自我防衛論などを，患者の心理状態を見立てる重要な視点として用いていることが多い。特にカーンバーグの人格構造論に基づく自我統合水準の基準は，自我同一性の統合度，防衛操作の水準，現実吟味能力の程度の３点から考えられており，その後の心理支援の方向を見極めるためにも大変有用である。その他にも有用な自我発達論やパーソナリティ論はたくさんある。心理アセスメントを行う心理職が，有用と考える理論をいくつかもち，それをもとに一貫した心理アセスメントを行うことが重要である。また，１対１での深い人間関係を体験する心理療法の経験から，こころを査定する視点が経験的に出来上がることもある。そのため，心理療法の経験が心理アセスメント能力を上達させることも多い。そうした理論と経験の輻輳的な視点によって，複雑な人間の心理をより深くアセスメントしていけると思われる。ただ，こころすべてをアセスメントできると考えることは驕りであり，人のこころに触れていくことに対する畏敬の念を忘れずに，常にわからない部分があることも想定しながらアセスメントしていきたい。

引用文献

Freud, A. (1936). *Das Ich und die Abwehrmechanismen.* Wien: Internationaler Psychoanalytischer Verlag.（フロイト, A.（著）外林大作（訳）(1982). 自我と防衛　誠信書房）

一丸藤太郎 (1998). 初期面接と心理力動的アセスメント　鑪幹八郎（監修）一丸藤太郎・名島潤慈・山本　力（編著）精神分析的心理療法の手引き　誠信書房　pp.60–78.

Kernberg, O. F. (1976). *Object relations theory and clinical psychoanalysis.* New York: Jason Aronson.（カーンバーグ, O. F.（著）前田重治（監訳）(1983). 対象関係論とその臨床　岩崎学術出版社）

久保千春（2013). 心身相関研究の進歩と日常診療への応用　久保千春（編）ここまでわかった心身相関―科学的にみたこころとからだの相互作用　診断と治療社　pp.2–11.

松本真理子・森田美弥子（2018). 心の専門家養成講座③ 心理アセスメント―心理検査のミニマム・エッセンス　ナカニシヤ出版

小此木圭吾・馬場禮子（1989). 新版 精神力動論―ロールシャッハ解釈と自我心理学の統合　金子書房

2 NICU

◉ NICUにおける心理臨床とは

NICU（Neonatal Intensive Care Unit: 新生児集中治療室）とは，予定日より早く，出生体重が小さく生まれてきたり，生まれながらに病気をもって生まれてきた赤ちゃんが出生直後から入院し，集中治療を受ける場である（図Ⅱ-2-1）。新生児医療に携わるスタッフはその赤ちゃん自身がもつ生命力を精いっぱい援助するため最新の医療技術を駆使し，治療にあたっている。予期せぬ出来事を迎え，親も子も身体的にも心理的にも大きく揺さぶられる。子どもの身体的ケアのために出生直後から親子は引き離され，長ければ数ヵ月にわたる入院を余儀なくされ，自然な親子としての出会いやゆっくり安心してふれあうことが難しい期間を最初の数ヵ月過ごすこととなる。生まれたばかりの赤ちゃんの入院や，人工呼吸器や多くの点滴がついた姿は，「生命」の危機がすぐそばにあることを感じさせ，面会にくる赤ちゃんの家族も，そこで活動を行う心理職もその雰囲気に圧倒され，どうその場にいたらいいのかわからず，とまどい立ち尽くす。一方で，赤ちゃんたちが「いのち」の危機や困難を乗り越え，ゆっくりと少しずつ大きく育ち，ご両親が穏やかに抱っこをしたり授乳をしたりするようになると，親子のふれあいの姿にスタッフの表情も緩み，子どもの育ちを見守る場として機能をするようになっていく。つまり「生」と「死」が隣り合う場であると同時に，「育ち」の場としての両面をもっている。

1980年代から産科医療と新生児医療との密接な連携を土台とする周産期センターが日本各地で整備されるようになり，1990年代から日本の新生児死亡率は世界でもっとも低いレベルを維持しつづけている。NICUでは医療技術の進歩とともに「後遺症なき生存」を目指し，治療が何よりも優先され，面会時間が1時間であったり，両親以外は面会ができないなど，数多く

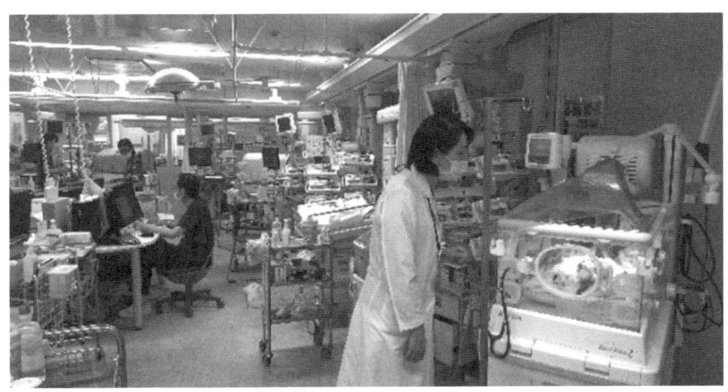

図Ⅱ-2-1　NICUの風景

の制限が設けられ，赤ちゃんを家族の一員として受け入れていくことが難しい状況を生み出していた。2000年代に入ると，これまでの環境に対する見直しが進み，NICUは，治療の場であると同時に，赤ちゃんと家族が出会い，新しい家族として育っていく場であることが医療現場に浸透するようになっていった。そうした流れの中でこころのケアや家族支援に重きがおかれるようになり，赤ちゃんと家族をケアの中心に据えて，医療スタッフとの協働のもとで子どものケアを行う「ファミリーセンタードケア（Family Centered Care）」が定着するようになってきている。こうしたNICUのケアの変化の流れの中で，2010年の周産期医療体制整備指針では臨床心理士等の臨床心理技術者の配置が明記されることになった。1990年代後半に数名の臨床心理士が活動をし始めてから20年の間にNICUで活動する心理職は急速に増え（丹羽・永田，2012），全国の総合周産期母子医療センターの7割以上で心理職が活動をするようになってきている（永田，2018）。

◉ NICUにおける心理職の役割

(1) NICU入院中のすべての人が対象である

医療の中の心理臨床活動は，医師や，患者本人から心理面接等を希望され，外来で面接や検査を行ったり，一部の入院患者を対象にして病棟で活動をすることが多かった。しかし，NICUの場合，医療スタッフから依頼があって「問題のある」家族にのみかかわるのではなく，依頼がなくてもNICUという場の中にいてどの家族にもかかわっていく。つまり，何らかの問題意識を抱えて（あるいは依頼をされて），心理職のもとを訪れた方と治療契約を結び，決まった時間，決まった場所で面接を行うというやり方を取らない。NICUという場で，赤ちゃんと面会している母親（父親）に声をかけ，面会しているその傍らで，赤ちゃんの様子を見ながら話を聴いていくことが主な活動となる。赤ちゃんが入院になるという予期せぬ出来事に遭遇した両親と，未熟な状態で生まれ，サインを十分に出すことができない赤ちゃんが，出会い，関係を築いていくプロセスに寄り添い，支えていくことが第一の目的となる。

母親は満足に産んであげられなかった罪責感，出産をめぐる傷つき，わが子に「なにもしてやれない」と無力感を感じ，不安が強く，抑うつ的な状態になることが多い（永田，2011）。父親も父親としてしっかりしなければと重責に耐え，過大な父親役割を求められる戸惑いや母親と同様にやはり「なにもしてやれない」思いをもつことが多くみられる。この思いは赤ちゃんの重症度とは関係なく生じてくるごく自然なこころの動きである。一方で，こうした予期せぬ出来事を受け止め，乗り越えていくことは，通常よりも高いハードルを越えていかなければならないことになる。どういった場合であっても，基本となるのは，どの家族もこころのケアが必要であるという認識と，目の前にいる赤ちゃんと家族の関係を守り育てていくという揺るがない姿勢であり，予防的な視点からの心理的支援となっていく。

(2) 赤ちゃんに会うことからはじめる

周産期医療の場で働く心理職として活動する場合，NICUで家族だけにかかわるのではなく，入院中の赤ちゃんに会うことから始まる。保育器やコット（ゆりかご）のなかの赤ちゃんに，まず会いに行き，赤ちゃんの表情や身体の動きなど，わずかな手がかりから伝わってくるものを受け止めることから始めていく。自分自身が赤ちゃんから感じたことを，家族はどんなふうに受け止めているだろうと思いをはせ，赤ちゃんの病状や成長発達の状況はどうなのか，データや，医学的な診断とは別に，自分自身のこころをつかって目の前にいる赤ちゃんからメッセージを受け止めていく。そしてそっと，赤ちゃんに声かけすることからはじめていく。また，赤ちゃんのベッドサイドで担当看護師や医師，リハビリスタッフから，別の職種の立場からみた赤ちゃんの様子を聞くことも重要である。自分が感じた赤ちゃんからのメッセージとは違う印象や，状況を伝えられるかもしれない。その差を意識することは，自分自身が赤ちゃんに何をみているのかを知り，NICU という場で何が起きているのかを理解する手掛かりとなっていくだろう。

そして面会に来た家族が赤ちゃんと過ごしている場に，タイミングをみはからってそっと近づき，声をかけていく。赤ちゃんに声をかけ，家族と一緒に赤ちゃんを見ながら，時間と空間を共にしていく（図Ⅱ-2-2）。言葉にして話されていく思いだけではなく，じっと赤ちゃんを見つめたまま言葉にならない思いや沈黙も受け止めながら，そこに一緒にいることができたとしたら，赤ちゃんの動きや反応に触発されるように，ポツリポツリと語られることが多い。赤ちゃんの状態が安定しなかったり，家族の不安が強かったりする場合，赤ちゃんと「いる(being)」ことは，より不安を掻き立てられ，長く一緒にいることすらつらいときもある。私たちが赤ちゃんのかたわらで，家族と一緒に赤ちゃんの姿を見つめ，言葉にならない非言語的なメッセージをも受け止めることは，親が赤ちゃんと出会うことの「器（container）」として機能し，家族が赤ちゃんと「いる（being）」ことを支えていく。一方，すべての人が心理職のかかわりを望んでいるわけではない。心理職がそばにいることを背を向けることでそっと拒否されることもあるだろう。数年たって心理面接を希望したある母親は，「あの時は自分自身が一杯一杯で，言葉にすることもできず，話を聞いてもらうと立っていられなくなるような気がして，先生に声をかけないでと思っていた」と語ってくれた。心理職をどのタイミングで，どう利用していくのかは，家族の主体性にゆだね，できるだけ侵襲的にならないようにかかわり，そっと見守り続けることが必要な時もある。家族にとって，今，どういう形でかかわるのがよいのか，担当看護師が主にかかわり，その関わりを心理職がバックアップすることで支える形がいいのか，私たちが直接かかわるべきなのか，その時その時，関わり方をアセスメントしながら柔軟に対応を行っていくことが望まれるだろう。

また祖父母やきょうだいといった家族もまた，新しく家族の一員となった赤ちゃんとは自由に面会をすることができない中で，関係を築いていかなければならない。NICU から離れれ

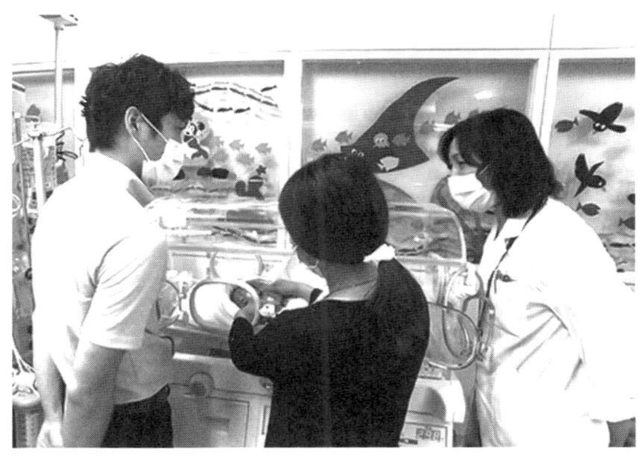

図Ⅱ-2-2　NICU の中で声をかける

ば，家族は家族の日常の生活があり，他の家族も存在する。NICU の中だけでみえる親と子の姿だけではなく，NICU の外で営まれている家族の生活の状況や，祖父母，きょうだいの様子も気にかけて，かかわっていくことも大事な視点となってくる。

(3) 医療スタッフとの協働

NICU では，生まれてきた赤ちゃんが NICU に入院となるという予期しない出来事に遭遇したすべての赤ちゃんと家族が対象であり，NICU の中で常時存在し，面会に来ている家族に声をかけ，医療スタッフとも日常的にコミュニケーションをとりながら活動を行っていくことになる。NICU の中には，医師，看護師だけではなく，リハビリスタッフや，ソーシャルワーカー，薬剤師，保育士など専門の異なる多くの職種が存在しており，それぞれの専門性を生かしながら，それぞれの視点を尊重することで，一つのチームとして活動をしていく。各職種がそれぞれこころのケアを意識しながらかかわっており，こころのケアのすべてを心理職が担い，身体的なケアと心理的ケアを分担して活動をするわけではない。一方，心理職は，医療ケアを行うことができず，ただ赤ちゃんの側にたたずみ，面会にくる両親とともに「いる（being）」ことしかできない。その感覚は，赤ちゃんを預けるしかなく，何をしてもいいかわからず，ただたたずむしかない家族の感覚に近いものだろう（橋本，2011; 2017）。一方で，NICU の中でなにも「する（doing）」ことができないからこそ，赤ちゃんと家族の間，家族とスタッフの間，スタッフ同士の中で何が起こっているのかを俯瞰的に捉えることも可能となる。医療スタッフは，ケアをしている赤ちゃんに自分を投影し，親が赤ちゃんに対して受け入れられなさを表明したり，面会が遠のいたりした場合，親に否定的な思いが誘発されてしまうこともある。そうした思いは，家族へ無意識のメッセージとして伝わり，NICU の中でいづらくさせてしまうかもしれない。NICU という場の中にいて，家族と赤ちゃんとの関係の中で何が起こっているのか，スタッフの中にどういった思いが揺さぶられているのかを心理学的に理解し，スタッフに，両親の心理的状況を伝え，NICU の場全体が，親子を守り抱えていく機能を果たしていけるように，橋渡しをしていくのも大きな役割である。

また，医師から赤ちゃんの状態について重大な説明が行われる場合，その場に同席をすることもある。一緒に説明を聞いて共有した上で，場合によっては，一緒に部屋に残り，家族がどう理解し，どう感じたかを言葉にしてもらい，何が起こったかを整理することを助けることを意図してかかわっていく。たとえ家族から医学的な説明を求められたとしても，心理職から説明を行ったり，対応方法を提示したりすることはしない。「何をどう感じたのか」を大切し，揺れるままの思いをそのまま聴くとともに，必要に応じて医師に再確認をすることを後押ししていく。赤ちゃんの生命にかかわるような説明がされたりした場合などに，混乱する家族の思いをただひたすら聴くことは，家族が自身の内面をみつめられるよう支援していくこととなっていく（橋本，2002）。一方，医学的説明の場に心理が同席するということは，家族に不安を感じさせることもあるだろう。同席の前に，家族に声をかけ，家族と一緒に赤ちゃんの状態を理解したいので聞かせていただくというスタンスで，家族に寄り添う形で同席したい。

◉事例から学ぶ NICU——超低出生体重児のAちゃんとのかかわり

NICU での心理職のかかわりを事例で提示し，赤ちゃんや家族とどうかかわり，医療スタッフと共に心理的援助を行っているかお伝えしたい。なお事例の経過を損なわない程度に変更を加え，ご家族より了承を得ている。

Aちゃんは，24週という早産で600gというとても小さな体重で生まれ，超低出生体重児としてNICUに入院した。生後数日で循環が不安定となり動脈管の手術を行い，その後脳出血，腸の手術を繰り返すなど生命の危機に何度も遭った。24週という週数は未熟性が強く，呼吸，循環，脳をはじめとする神経，栄養などすべてにわたってとても繊細な治療と観察，きめ細やかなケアを必要とし，状態の変化も大きい。そのたびに両親はこころが揺れ，自分を責め，涙されていた。心理職がベッドサイドからそっと見つめると生まれてすぐのAちゃんは保育器の中で小さい体を丸めてじっと耐えているようにみえた。産科スタッフは憔悴した様子の母を心配しており，心理職に連絡があった。母へは心理職がいることや支援の必要性を伝えてくれていた。NICUにAちゃんに初めて会いに来た母は表情がなく，呆然とされており，心理職はその場で赤ちゃんの様子を両親と一緒にそっと見守り，挨拶をした。母は少し表情がゆるみ，涙を浮かべた。これ以上は，声をかけすぎない方がいいと判断し，その後時間を改めて心理職が産科の母のベッドサイドに伺う約束をした。産科のベッドサイドでそっと声をかけるとやや表情が緩み涙を浮べ，「28週まで頑張ろうと思って頑張ってきたけど破水し，陣痛もきてしまったこと，もう少しおなかに入れてあげられたら……私のせいで……」と語り，感情があふれだし涙が止まらなかった。「赤ちゃんに初めて会ったがまだかわいいとかそういう気持ちがわかない」こと，「他のNICUの赤ちゃんよりも小さすぎてどうなっていくのだろう」と語り不安が大きくつのっていた。心理職はゆっくりと赤ちゃんと会っていけばいいと思うこと，そういう気持ちになるのも無理はないことをお伝えし，NICUで一緒にみていきましょうと母の気持ちを受けとめた。その後心理職はNICUで面会時に母に声かけを行っていった。母は産科の病棟で「赤ちゃんの泣き声がすることがつらい」こと，「赤ちゃんに会ったほうがいいのか」「赤ちゃんはわかってくれているのか」など実感がもてないことを訴えていたが，父は「（Aはきっと）わかると思う」と応じ，Aちゃんとの関係を支えていた。傍らにいた心理職からも，みんな最初は実感がなくて当たり前であること，不安でいっぱいだけど，父がいうようにAちゃんに母の思いはきちんと伝わっていると思うと伝えた。その後母は毎日面会に通い，父とも定期的に一緒に面会し夫婦で支え合う姿も多くみられた。心理職は父と母の面会時に声をかけ，一緒に赤ちゃんの様子を見つめ，いくつか言葉を交わす形でかかわり，母と父を支え続けた。

Aちゃんは脳出血や繰り返す腸の手術など何度も困難な危機を乗り越えていった。NICU看護師が母の不安を受け止めて支えており，母は心理職にその都度状況を報告しては涙しながら，夫婦でしっかりとAちゃんの状態を受け止め，迷いながらもAちゃんにとって何が大事かを考え治療を選択していった。Aちゃんは家族の思いに応えるように大きな治療をいくつも乗り越え，安定した状態で退院した。

Aちゃんのような超低出生体重児はいのちの危機と隣り合わせで，状態も急変しやすく，その都度どういった治療を選択していくのかを迫られることも少なくない。そのたびに早く産んでしまった，もっとおなかに入れてあげられたらと母親は自責の念に揺さぶられやすい。体の小ささや姿からは通常思い描く赤ちゃんの様子からはほど遠く，自分が産んだという実感がもてなかったり，かわいいと思えなかったりすることもよくみられる。それが当たり前の心理状態であることを理解し，赤ちゃんへの複雑な思いを抱くことを否定せずそのまま受け止めることで少しずつ赤ちゃんの育ちに支えられるようにして，その事実と向き合うことができるようになるのだと思う。一方，これまでの体験の中で親としての傷つきが強かったり，親自身が育ってきた中での思いや社会・経済的な背景などがあったりする場合，赤ちゃんのことを受け止めるのに時間がかかる場合も存在する。そうした場合，別室での個別面接や精神科受診をすすめたり，地域との連携，社会的サポートの導入を検討したりするなど家族を取り巻く周囲の守りを厚くすることも必要だろう。

また退院したら終わりではなく，家族での子育ては退院してからもずっと続いていく。多くの家族は，将来どんなふうに育つのか，小学校にいけるのかどうかなど先への不安も多かれ少なかれ抱えている。退院後は，フォローアップの専門の外来が開かれているところが多く，1500g 未満で生まれた極低出生体重児を中心に，小学校まで発達の経過をフォローされている。専門外来の待合であったり，1歳半や3歳のキーエイジでの発達検査であったり，NICU の中とは違うかかわり方でつながっていくことも少なくない。多くの親があの一番しんどい時を知っている先生だからこそ話せることがあるといわれる。子どもの成長を見守り続け，必要に応じて今の思いを受け止めながら，家族の歩みに寄り添いつづけることも心理職の大事な役割となってくる。

◉最後に

こころのケアは心理職だけが行うものではなく，丁寧なケアや治療の説明，赤ちゃんの一日の様子をこころを込めて伝えることそのものがこころのケアとなる。NICU という場に心理職が実際にその場にいて，医療スタッフの思いを聴くこと，話し合うことでお互いにこころを動かす体験になり，一体感がうまれる。無力感におそわれ，これから先がどうなっていくのかわからない厳しい状況に対して一緒に耐えていけるという感覚が生まれてくるだろう。心理職としての視点と医療スタッフとしての視点を伝え合い，理解しあえることでより親子への支援は多面的になるだろう。NICU という場にチームの一員として心理職が共にいることでお互いの心のうちに目をむけ，それぞれが結びつき，心を揺さぶられ，新たな場が生み出されるのではないかと思う。

引用文献

橋本洋子（2002）．臨床心理士の役割　NICU チームで取り組むファミリーケア　家族のはじまりを支える医療　ネオネイタルケア　2002 年春季増刊号　メディカ出版　pp.210–214.

橋本洋子（2011）．NICU とこころのケア―家族のこころによりそって 第２版　メディカ出版

橋本洋子（2017）．周産期と心理臨床　矢永由里子（編）心理臨床実践―身体科医療を中心とした心理職のためのガイドブック　誠信書房　pp.146–157.

永田雅子（2017）．新版 周産期のこころのケア―親子の出会いとメンタルヘルス　遠見書房

永田雅子（2018）．NICU における多職種・他機関連携の実際と課題―全国調査の結果から　日本新生児成育医学会雑誌, **30**(1), 91–98.

丹羽早智子・永田雅子（2012）．臨床心理士―周産期心理士ネットワーク　周産期医学, **42**(6), 773–776.

3

小児科

◉はじめに

小児医療における子どもの心の問題は増加しており，適切な対応が求められて久しい。海外では小児科に受診する患者の 10 ～ 25%が（Briggs-Gowan et al., 2000），わが国でも 5.8%が何らかの心理社会的問題をかかえて小児科を受診したという報告があり（沖ら，2001），小児医療には身体面だけでなく心理面をあわせて疾患を捉える視点が必須となっている。そこで小児系医学会において子どもの心に関する知識をもった医師は社会的要請度が高く，医療現場のみならず患者，家族や教育現場からも整備が望まれ，子どもの心を診る小児科医師の育成が近年急速に進んでいる。日本小児科医会では，日常的に外来診療で遭遇する子どもの心の問題に対応できる「子どもの心」相談医を養成し（日本小児科医会，2016），日本小児心身医学会では，起立性調節障害や過敏性腸症候群，気管支喘息や過換気症候群，摂食障害から不登校まで幅広く診ることが出来るようガイドラインを作成している（日本小児心身医学会，2015）。専門医の養成は喫緊の課題であり，2016 年，日本小児心身医学会，日本小児精神神経学会，日本児童青年精神医学会，日本思春期青年期精神医学会の 4 学会が共同で「子どものこころ専門医」を設立し，平成 27 年度から暫定専門医試験を実施するなど制度の整備を進めている（日本小児精神神経学会，2016）。

当然ながら，このような社会的状況下において子どもの心の問題に対応する心理職へも期待が向けられてきた。しかしながら心理職が小児科に配属されるようになった歴史はそれほど長くない。現在の国立成育医療研究センターの前身である国立小児病院に心理職が研究員となったのは 1978 年頃であり，当時アレルギー科の医長である飯倉洋治先生が，アメリカではそれぞれの科にその科の医学的知識をもつ専属の心理職がいることを重要視し，研究費で雇ったのが始まりと聞く（私信，松本清子）。地方でいえば，筆者の勤務する県立病院小児科では 1980 年頃，海外留学経験のある小児科部長の田中浩先生の計らいで非常勤臨床心理士が配置されたのが最初と伝え聞く（私信および井上・黒田，2003）。これらの動向を鑑みても，ここ 40 年ほどで各地の小児科にその必要性が認識され，主に海外の医療事情にならって配置される形態が広まったのではないかと推測される。2001 年，全国 85 箇所の大学病院，総合病院，子ども病院などを対象としたアンケート調査では，小児科で心理テストや相談を実施している機関は 69%で，その中の 58%では小児科専属の心理職が実施していた（鈴木，2002）。また 2005 年に京都府内の大学病院や一般病院，個人病院に勤務する小児科医 81 名を対象とした質問紙調査では，小児科内に臨床心理士が「いる」と回答したのは 18%であったが，小児科内に心理スタッフが必要と回答したものは 79.1%にのぼっておりニーズの高さがうかがえた（安立ら，2006）。それから20年近く経過した今日では多くの小児科専属の心理職が，全科対応の心理職とも連携し，院内における患者情報の共有や，スムーズな他科受診を支援し，チームの一員として活躍していると期待される。そこで，小児科とはどのような場であり，そこで働く心理職にはどのような知識と心構えが求められるか以下に述べる。

◉小児科におけるこころの診療

小児科は消化器内科や腎臓内科などのように疾患部位を絞った診療科ではない。小児期という期間を生きる者すべてを対象とし，小児科学会が「小児科医は子どもの総合医」と表現するように，小児期に起こりうるあらゆる疾患を診療する科である。外来は具合の悪い子どもと心配する家族で日夜ごった返しており，そこに身体症状の陰にこころの問題を抱えた子どもたちも来院する。子どもは言葉で感情や考えをうまく表現できず，ストレスから身体症状を呈することがある（舟橋，2010; 緒川，2018)。身体症状は「だるい」「疲れやすい」「お腹が痛い」「頭が痛い」「吐気がある」「胸がどきどきする」などの不定愁訴が多く（谷口ら，2016; 作田ら，2010)，とりわけこころの問題がある子どもは訴える症状の数が多くなり，繰り返す傾向があるという（沖ら，2001; Greene et al.，1985)。日本小児心身医学会では心身症を「身体の病気だが，その発症や経過に心理・社会的因子が大きく影響しているもの」と定義し，子どもの心身症は年齢が上がるにつれ種類と患者数が増加するものが多いとする（日本小児心身医学会ホームページ)。永瀬ら（2004）も同様に，外来形態，施設形態にかかわらず初診時年齢が上がるにつれ患者数が増加すると指摘し，中高生の割合が60～70％以上を占めること，男女比はほぼ同じであるが低年齢群では男児が多いこと，発達障害や小児心身症が外来患者の中心であること，などの特徴をあげている。つまり小児科への相談は多岐多様に渡り，小児科医は膨大な知識をもって日々こころとからだの両面に向き合っているといえる。

◉小児科に働く心理職に求められる知識と心構え

小児科での心理療法は対象となる子どもが常に発達の途上であり，変化しうるという視点をもって対応する。対象年齢は乳幼児期から思春期までが多いが，慢性疾患の場合は青年期や成人期まで関わりが続くことがある。また病院によっては小児がんや慢性疾患，難病など特定疾患を扱う病院や，小児救急を充実させた病院，発達障害を専門としリハビリを備えた病院など対象疾患や設備がさまざまで，さらに入院か外来かといった形態も施設により異なる。つまり勤務先によって求められる知識も多種多様であり，発達・知能・性格などの心理検査技術全般と，従来の遊戯療法や家族療法から最近の認知行動療法や身体志向セラピーまで幅広い知識を要することになる。しかし，どのような小児科に勤務しても共通してもつべき知識と心構えを以下に3点述べてみたい。

(1) 生物－心理－社会モデルの理解と視点

医療領域では疾病の生物医学モデルから生物－心理－社会モデルへと変化し，多様な要因が絡み合って病気や不健康な状態が成立していると考えるようになった。そして，病院には生物的側面にたけた医師や看護師の医療職，心理的側面に心理職，社会的側面に福祉職や行政職が協働して問題の解決にあたっている（下山，2010）。一般医療における心理職は生物的な側面である身体への着目が必要となるが，十分には教育されておらず視点に欠けることがある。先に一般小児科への心の相談は発達障害と小児心身症の二群があると述べたが，それは6割弱に過ぎず，実際はそれ以外のより多様な疾患への対応が求められている（東山・舘野，2006）。もちろん，日本小児心身医学会があげる疾患や，公認心理師資格試験の一般医学に関する知識と用語は最低限理解しておくべきであるが，それでは不足することも多い。筆者も難病や特定疾患などで不明なことは医師や看護師に謙虚に尋ね，疾患がどう日常生活に影響し，どのような治療があり，予後やQOLはどうかなどを話し合って事例に臨んだ。しかし一方で子どもや親と話す時には医療用語を口に出し過ぎず，あくまで心理職として一般の人と医療人とのバランスのよい立場を保つ姿勢が望ましい。

さらに，子どもを取り巻く社会的環境として学校を視野に入れた心構えは必須である。学校から相談を受ける機会も多く，院内外の福祉職や教育職と連携し，主治医をまじえたカンファレンスも多く開催される。子どもは多くの時間，学校と家庭を往復して過ごしており，病院はそれに比べるとごく短い時間である。心理職は子どもの生活圏である学校や家庭がどのような環境かアセスメントし，病院に来ている短い時間で効果的な介入が求められる。

(2) 家族をみる力

子どもの健康状態は生物学的にも心理社会的にも家族関係の一部である（マクダニエルら，2016）。子どもは必ず家族を伴って来院するのであり，心理職は子どもとラポールを形成するだけではなく，早い段階で家族からの信頼を得ることがなければ心理療法は始まらない。子どもの家族療法におけるアセスメントと効果的な治療には主たる養育者との協働態勢が基本とされ（パターソンら，2013），家族ケアの知識や，家族面接の技術を備えることは大変役に立つ。症状に苦しむ子どもと，それを心配する親という単純にみえる関係性の中に，多くの複雑な家族内問題が内包されていることを忘れてはならない。実は親が相談を必要とすることも多くある（鈴木，2013）。特に幼い子どもの心理ケアには親からの多元的な情報収集や親への心理教育が鍵となることも多く，親を含めた家族全体を対象とする視点が重要である。小児科では親子の普段のやりとりを見ることができ，子どもと親がお互いの感情をどう受け止めているのか直接観察できることから，親の主観的判断や感情が子どもの問題や状況の認知に影響を与えるシステムを理解することができる。現実的には子の心理面接，子の情報を共有するための親面接，親子同席面接を組み合わせながら一人の心理職が行うことが多く，そのためにも親子関係や愛着関係についてアセスメントでき，適切な働きかけができる技術を身につけておくことが求められる。親子の安定が得られるよう相互へバランスよく働きかけることが回復への第一歩といって過言ではない。

(3) チーム医療とさまざまな連携場面における調整という視点

医療における業務の増大と機能細分化が進行して各専門職が独立して対応できるレベルを超え，多職種が連携・協働しながらチームで対応する必要が生じている（中嶋，2015）。それに伴い，チーム医療において小児科の心理職が果たす役割も近年ますます重要性が高まっている（出﨑，2018）。安立ら（2006）によると，小児科医が心理臨床家に望む資質は「協調性」がもっとも高く，「心理技術」や「医学的知識」よりも選ばれている。また作田ら（2010）も心理職の役割の一つに，小児科医と連携し，関係スタッフに適切な情報提供を行うことをあげており，医療の中では協調性や情報共有などチーム医療で発揮されるべき資質への期待がうかがえる。

また橋本ら（2017）は，小児科で原因不明の身体症状を訴えた子どもの多くが，その後精神科で精神や行動の問題に関する診断が付けられたとし，小児科で症状が遷延する患者を注意深く観察し，適切な時期に精神科に紹介することが必要だと述べている。しかしいきなり小児科で精神科を勧めても理解を得られない場合は多く，思春期患者の成人科への移行期支援と精神科へのトランジションには緊密な連絡が重要であると指摘されている（岡，2019）。そこで心理職は早期にスムーズに連携できるよう橋渡しをする役割があり（南ら，2014），患者の精神科への抵抗感を減らし受診をスムーズにする，トランジションの調整が求められる。同様に，児童虐待事例に遭遇した際にも，院内虐待委員会とのチーム連携や院外相談機関との地域連携など多くの場面での調整が必要となる。心理療法室でクライエントを待っているだけでは小児科心理は機能しない。自ら歩いて話しかけ，説明し，情報を集め，多職種と連携する積極的な調整が求められる。

◉小児科心理における課題

「身体からこころへ，こころから身体へ」というアプローチは，小児科医と心理職とが連携することによって成立する（鈴木，2002）といわれ，連携の重要性は今更いうまでもない。しかし小児科で面接をしていると，患児の不定愁訴が改善しない状況に主治医が自己不全感や無力感を抱き疲弊する姿を目にすることがある。そこで，今患児はどういう状態にあると思われ，心理療法で何をしており何をゴールとしているのかを説明することが，治療の継続につながる。重安ら（2016）は小児科医が親の相談を受け，心理職が心理療法を行う親子並行面接の際に，一方の情報だけで判断すると目標設定や課題提示に支障をきたしたことを指摘している。細田ら（2011）は，心理職の専門性やリファーの方法を医師に具体的かつ積極的に伝え共有していくことが必要だとしており，日常の多忙な業務の中でいかに情報交換し連携を密にするかが課題といえよう。

また，小児科の心理療法では発達に伴う長期的なアセスメントが求められる。たとえば逆境的環境に育つ子どもが将来どのような心理的困難を抱えるか予測するにはACE（Adverse Childhood Experiences: 逆境的小児期体験）研究などを学ぶ必要があるだろう。青年期以降の解離性障害や複雑性PTSDとの関連を学び，子どものうちに予防的支援を開始する視点が必要である。子どもは発達段階の途中であり，過去から現在，未来までのパースペクティヴをもって心理学的介入の方針を定める必要がある。エビデンスのある検査や治療法，医学の潮流など最新の知識をいかに学習するかも課題であろう。

◉小学生男児の事例

小児科に訪れる子どもの典型事例を紹介する。事例は本児と家族の同意を得ているが，本文に支障のない程度に修正を加えることで個人情報の守秘に配慮した。

事例は初診時小学校3年生の男児であり，喉の痛みと咳，頭痛が続き受診した。小児科医の問診では，風邪などの兆候はなく，血液検査や頭部CTでも器質性疾患は否定された。保護者によると小学校2年時に同級生にからかわれた頃から頭痛や腹痛で学校を休むようになり，現在も週の半分くらい欠席するとのことであった。家族は会社員の父親と，パート勤務の母親，5歳上の兄，2歳上の兄と本児であった。本児の周産期に問題はなく，1歳半や3歳の健診でも特に問題は指摘されていなかったが，小児科医からの依頼で実施したWISC-Ⅳ知能検査では，平均知能ながら指標間の差が大きいことが指摘された。母によると，幼少期から人と話すことを避けており，算数の文章題や国語の読解，作文は苦手であるとのことであったため，心理職から自閉症スペクトラム症評定検査を提案し実施したところ，結果はボーダーラインであった。そこで小児科医と相談し，ストレスの緩和と環境調整及びソーシャルスキル向上を目的とした心理面接を開始することとした。

心理面接開始時小学校4年生になっていた本児は，進級してからも頭痛と腹痛のため登校できず，チックが出現するようになった。まずは本児と家族にストレスについての心理教育をし，ストレスの自覚を促した上で心理療法開始の同意と，学校と情報交換をするための学校連携同意をとった。

心理療法を開始したものの一人では緊張して話せないとのことで親子同席面接としたが，タイミングをみて個別の心理療法やSST（Social Skills Training: 社会生活技能訓練）を取り入れた。また，本児の不登校により夫婦間の考え方の違いや，他の兄弟からの不満など家族内の葛藤もみられたため親面接を実施し，本児の個性に関する受け止め方や兄弟への対処，学校への説明の仕方など話し合った。時には親自身の育ちを振り返りながら気持ちを整理していくことで，学校を休んでも家庭で穏やかに接することができる日が増えてきた。学校担任や養護教諭にはカンファレンスを開催して本児への理解をお願いし，保健室や別室，相談室の利用を提案した。担任は本児の返答を待たずに指示を出すことが多く，加えて，母子分離不安が原因であるとして母から本児へ厳しく接すべきとの見方をしていたため，理解を得られるようこちらの見立てを伝えた。また，学年が変わるたびに引き継ぎが不足する点があり，それも補えるよう学校と話し合いを繰り返した。一方，小児科医からは本児が示すさまざまな身体症状に，身体の問題はなく心配要らないことを親子に正しく伝えた。すると小学校の在学中に身体症状の訴えはなくなり，登校できる日も増えてきた。

中学に進学すると本児の精神的成長もあって心理面接でも自分の気持ちを表現することが増え，ほとんど登校できるようになった。しかし部活動顧問からの厳しい指導があった夜，ひどい過呼吸発作を起こして救急外来を受診した。この件があって頻回な過呼吸発作が出て救急受診が増えたため，小児科医と相談し精神科への受診を促すこととした。親子が不安を感じることのないよう精神科の必要性について丁寧に説明したところ了解され，すぐに予約を取って受診することができた。精神科では不安障害として投薬を受けることとなり，何とか登校を継続して高等学校に合格したところで小児科受診と心理療法を終了とした。

本児のように身体症状の背景に発達の問題や，家族内葛藤を抱える事例は多い。そこで身体症状として表現されたSOSが何を意味しているか小児科医と検討し，心理教育や地域連携による環境調整なども交えながら親子双方への心理療法を実施した。身体症状も落ち着き，ある程度心理療法は奏功したが，強いストレスには反応を示すことがあるため緩やかに精神科へのトランジションを行った。子どもの特徴や発達，家族関係など総合的にアセスメントし，院内外の連携によって成長を見守ることが効果的であった。

◉初学者へのメッセージ

筆者は精神科，精神保健センター，児童相談所，学校，小児科クリニックなどに勤め，15年ほど前に総合病院小児科に勤務し始めたが，当初もっとも戸惑ったのは「一般医療の感覚」であった。特にEvidence Based Medicineの考え方に則った治療と効果が心理面接にも期待され，たとえば心因性弱視や心因性非てんかん発作，心因性咳嗽などの依頼には症状を改善させなくてはと焦りを感じた。そのため心理療法に関して新しい知識を得ることに注意を払うようになった。また，面接を開始したときから終了のゴールと見通しをたてたケースフォーミュレーションとケース概念化の手続きが必須となった。面接スタイルも変化し，心理室で依頼を待つのではなく病棟をラウンドして御用聞きに伺い，そこでの医療スタッフへのコンサルテーションや，病棟カンファレンスへの参加，委員会活動，地域連携活動などのすべてが心理の一つの形だと理解するようになった。毎日が試行錯誤の連続であったが，その分得るものも大きく，中でも大切と思われた内容を本文にまとめたつもりだが，やや一般論に欠けたかもしれない。病院は，誰もが誰かを助けようとめまぐるしく動いている小さな社会である。スタッフに手短に的確に伝えるコミュニケーション能力と，誰にでも話しかけることができる積極性が求められる領域だと常々感じている。

かつてある総合診療医が「あらゆる科をめぐって最後に総合診療科に辿り着いた方に，これは身体の問題ではなく心の問題ですよと伝えるのは総合診療医の役目だ」と仰っていたのを覚えている。その時同じことが小児科にも当てはまると感じた。さまざまな身体疾患の可能性をすべて否定できるだけの医学的知識をもった小児科医こそが，最終的に「お子さんの問題は心にあるのですよ」と言い切れる。それは親子が身体疾患から心理要因に目を向けるというパラダイムシフトを起こし，親子にとって重要なターニングポイントになる。身体疾患こそが長くストレスに耐えてきたことの紛れもない証拠であるという見方は，ようやく子どもの心に振り向いてもらえる最初の機会を迎えたことを示すからだ。そこで心理職の出番が来るわけだが，せっかくよいパスを頂いたので，この好機を最大限に利用しなくてはならない。その意味で小児科の心理職の責任は大きい。

子どもは発達する存在であり，未来という時間軸をもつ。発達は回復する力であり，未来があるということは希望である。日々小児科で出会う子どもの身体症状と向き合うことは，さながら子どもの心のカギを探す探偵のような地道な探索である。しかし子どもの自ら成長する力に助けられながら，心理療法の終結を迎えること，そしていつの日かその子どもからの風の便りが届いたときチームの全員が共有できる喜びを生むことが，小児科心理の醍醐味に他ならない。何よりも子どもが好き，遊ぶことが好き，話すことが好きな方々にぜひ小児科を目指してほしい。

引用文献

安立奈歩・國松典子・河野伸子・植田有美子・和田竜太・黒川嘉子・山中康裕（2006）．小児科における心理臨床の現状—心理臨床家と小児科医の心理的援助の取り組みに関する調査より　心理臨床学研究，**24**(3)，368–374.

Briggs-Gowan, M. J., Horwitz, S. M., Schwab-Stone, M. E., Leventhal, J. M., & Leaf, P. J. (2000). Mental health in pediatric settings: Distribution of disorders and factors related to service use. *Journal of the American Academy of Child & Adolescent Psychiatry*, **39**(7), 841–849.

出崎 躍（2018）．公認心理師のための職場地図―医療・保健領域 小児病棟 臨床心理学, **18**(4), 403–404.

舟橋敬一（2010）．子どものトラウマ反応―身体症状を中心として トラウマティック・ストレス, **8**(1), 26–34.

Greene J. W., Walker L. S., Hickson, G., & Thompson, J. (1985). Stressful life events and somatic complaints in adolescents. *Pediatrics*, **75**(1), 19–22.

橋本卓史・小嶋靖子・飯野久美・渡辺信堅・舩渡川智之・蓮舎寛子・羽賀洋一・中山智孝・高橋浩之・松裏裕行・水野雅文・小原明（2017）．東邦大学医療センター大森病院における小児科医，臨床心理士，精神科医による連携医療 東邦医学会雑誌, **64**(3), 170–174.

東山ふき子・舘野昭彦（2006）．大学病院小児科における心理的介入の多様性について―10 年間の入院・外来統計より 小児保健研究, **65**(1), 62–66.

細田珠希・加川栄美・齋藤正博・飯島 恵・田中恭子（2011）．小児医療における臨床心理士と小児科医師との連携―カウンセリングの実際とその導入について 小児保健研究, **70**(5), 709–715.

井上直美・黒田小百合（2003）．一般病棟における患者，家族，医療スタッフ，臨床心理士の協働 心理臨床学研究, **21**(1), 68–79.

McDaniel, S. H., Doherty, W. J., & Hepworth, J. (2014). *Medical family therapy and integrated care*. 2nd ed. Washington, D. C.: American Psychological Association.（マクダニエル, S. H.・ドアティ, W. J.・ヘプワース, J.（著） 渡辺俊之（監訳）小笠原知子・辻井弘美・永嶋有希子・渡辺俊之（訳）（2016）．メディカルファミリーセラピー―患者・家族・医療チームをつなぐ統合的ケア 金剛出版 pp.239–261.）

南 花枝・永嶋美幸・田辺紗矢佳・宮河真一郎・竹林 実（2014）．呉医療センター小児科における心理療法士の役割―精神科と小児科との連携の模索 精神医学, **56**(7), 609–616.

永瀬裕朗・北山真次・亀田愛樹・相馬 収・岡田由香・稲垣由子・中村 肇（2004）．子どもの精神的・心理社会的問題への大学病院小児科専門外来の取り組み 日本小児科学会雑誌, **108**(1), 37–44.

中嶋義文（2015）．医療・保健領域で働く心理職のスタンダード 医療・保健領域において知っておくべき基本的知識と技能 チーム医療―コンサルテーション・リエゾン 臨床心理学, **15**(1), 34–38.

日本小児科医会（2016）．「子どもの心」相談医制度について〈https://www.jpa-web.org/blog/2016/10/04/84〉（2019 年 7 月 1 日確認）

日本小児精神神経学会（2016）．「子どものこころ専門医」設立のお知らせ〈https://www.jsppn.jp/information/137〉（2019 年 7 月 1 日確認）

日本小児心身医学会（2015）．小児心身医学会ガイドライン集―日常診療に活かす 5 つのガイドライン 改定第 2 版 南江堂

日本小児心身医学会 小児の心身症―総論 日本小児心身医学会ホームページ〈http://www.jisinsin.jp/outline.htm〉（2019 年 7 月 1 日確認）

緒川和代（2018）．小児科におけるストーリーテリング法の実践 EMDR 研究, **10**(1), 22–23.

岡 明（2019）．子どもの心の課題―小児科と精神科の連携に向けて 児童青年精神医学とその近接領域, **60**(3), 323–327.

沖 潤一・衛藤 隆・山懸然太朗（2001）．医療機関および学校を対象として行った心身症，神経症等の実態調査のまとめ 日本小児科学会雑誌, **105**(12), 1317–1323.

Patterson, J., Williams, L., Edwards, T. M., Chamow, L., & Grauf-Grounds, C. (2009). *Essential skills in family therapy: From the first interview to termination*. 2nd ed. New York: The Guilford Press.（パターソン, J.・ウィリアムス, L.・エドワーズ, T. M.・シャモウ, L.・グラフーグラウンズ, C.（著） 遊佐安一郎（監修） 鈴木美砂子（監訳）鈴木美砂子・若林英樹・山田宇以・近藤 強（訳）（2013）．家族面接・家族療法のエッセンシャルスキル―初回面接から終結まで 星和書店）

作田亮一・金谷梨恵・田副真美（2010）．小児心身医療における心理士と小児科医の連携の重要性について 心身医学, **50**(2), 109–114.

重安良恵・岡田あゆみ・大重惠子・椙原彰子・堀内真希子・赤木朋子・藤井智香子・島内 彩・細木瑞穂・宗盛絵里子・森島恒雄（2016）．小児心身症外来における心理治療―小児科医と臨床心理士の協同診療 子どもの心とからだ, **24**(4), 457–461.

下山晴彦（2010）．臨床心理学をまなぶ 1―これからの臨床心理学 東京大学出版会

鈴木眞弓（2002）．病院小児科における臨床心理士の役割について 小児保健研究, **61**(2), 163–168.

鈴木美砂子（2013）．4 歳男児と母親へのプレイを用いた家族療法―関係性の育みと子育て支援 心理臨床学研究, **30**(6), 877–887.

谷口浩子・水野真介・堀 六希・額田貴之・高橋俊恵・古宮 圭・深尾大輔・横山宏司・井上美保子・池田由香・原茂登・儘田光和・濱畑啓悟・吉田 晃・百井 亨・西田愼二（2016）．小児科における臨床心理士の活動報告 日本赤十字社和歌山医療センター医学雑誌, **33**, 29–33.

4 児童・青年

◉はじめに

本章のテーマは，医療領域における児童・青年への心理臨床だが，まずそれぞれの時期が発達的にもつ意味について簡単に触れる。その後，児童・青年期によくみられる精神科的問題について記述し，彼・彼女らへの支援の可能性について述べる。

◉児童・青年の発達

(1) 児童期

児童期（6 歳から 12 歳頃）は，子どもの生活の中心が家庭から学校へと移る時期である。学校では学習がはじまるだけでなく，友人関係の重要性も増す。特に小学校中学年から高学年にかけてはギャングエイジといわれ，親密で秘密性・排他性に満ちた集団を作る。こうした特殊な仲間関係の中で，他者視点を取得し，仲間から受け入れられる対人スキルや自分と他者との違いを見出していく。こうした発達は，良好な仲間関係を構築する上で必要なものだが，「自分が他者からどう見られているのか」という自意識の高まりにもつながる。それは，優劣の感覚を助長し，不安や苛立ちといった心理的な問題にも結びつく。

(2) 青年期

青年期には，親への依存から徐々に脱却し，自立の課題へと向かう。しかしながら，親との依存関係から離れることは，強い不安を伴うことでもある。それを支えるのは，友人関係であり，特に青年期前期（思春期）には密着した関係を構築する。この頃の彼・彼女らは，かりそめの自由と自立の中で万能的になり，規範に対して反発的にもなる（第二次反抗期）。そうしたプロセスの中で，他者とは違う自分らしさを知り，また自分の限界を知っていく。そして，自分は何になれて何になれないのか，自分はどう生きたいのか，といった問いへと導かれていく。こうして形成されるものが自我同一性（アイデンティティ）であり，自立的に生きる上での指針となる。しかしながら，自我同一性の確立は決して容易ではない。そこでは，自分がなれるかもしれない何かの可能性を捨てることが求められてもいる。それは強い心理的な痛みが伴う作業であるし，その痛みに耐えうる自己肯定感や，自分を支え応援してくれる周囲の存在が必要でもある。とはいえ，周囲が彼・彼女らの依存を引き受けることは，時に自立阻害的でもある。親をはじめ，周囲の者にとっては，何が本人にとって成長促進的なのか，悩むことが求められている時期とも言える。

◉児童・青年の精神科的問題（DSM-5 に則って）

ここでは精神疾患の世界的診断基準である DSM-5（Diagnostic and statistical Manual of Mental Disorders, Fifth Edition）に基づいて，児童・青年期によくみられる，あるいは問題になりやすい精神科的問題について記述する。

(1) 発達障害（神経発達症候群）

1）自閉スペクトラム症（Autism Spectrum Disorder: ASD）　ASD とは，①社会的コミュニケーションおよび対人的相互反応における持続的な欠陥，②行動，興味，または活動の限定された反復的な様式を主な特徴とする障害である。二つはそれぞれ，「社会性・コミュニケーションの障害」と「こだわり」といわれることが多い。児童期に入ると，生活の場が家庭から学校へと移り，ルールやスケジュールに（時に柔軟に）合わせることが求められる。また，クラスメイトとの間では，「空気を読む」など暗黙のルールに合わせることも求められる。そうした中で，疲れてしまい，行動上の問題や心理的な問題を呈する者も少なくない。

2）注意欠如・多動症（Attention-Deficit/Hyperactivity Disorder: AD/HD）　AD/HD は，①不注意および／または②多動性 - 衝動性が持続的にみられ，その程度が発達の水準に不相応で，社会的および学業的活動に直接悪影響を及ぼしている状態像を指す。学校では，一定の時間，席について学習することが求められる。そこでの注意集中や，自身の衝動を抑えて場に合わせることは，AD/HD の児童・生徒にとって大きな課題となる。

3）限局性学習症（Specific Leaning Disorder: SLD）　SLD は，学習や学業的技能の使用に困難があり，その困難を対象とした介入が提供されているにもかかわらず，その改善が難しい状態像のことをいう。児童期・青年期に取り組むべき大きなことの一つに学業があるが，SLD の者はそこでの大きなつまずきを経験する。その結果，無気力状態のような心理的問題を呈することもある。

(2) 精神疾患

児童期・青年期にみられる精神疾患は多くあるが，ここでは二大精神病である統合失調症とうつ病について記述する。

1）統合失調症　統合失調症とは，①妄想，②幻覚，③まとまりのない発語，④ひどくまとまりのない，または緊張病勢の行動，⑤陰性症状（すなわち情動表出の減少，意欲欠如）のうち二つ以上が 1 ヵ月間存在する状態を指す。なお，症状のうち一つは①から③のいずれかであることが診断の条件となる。発病のピークは男女ともに 15 歳から 30 歳で，青年期と重なることが知られている。特に解体型（破瓜型）統合失調症は思春期から青年期にかけて多く，陰性症状中心で気づかれにくい。

2）うつ病　うつ病は，①抑うつ気分と②興味または喜びの喪失を主とした疾患であり，そのほか食欲の減退や不眠，思考力の低下，希死念慮といった症状が生じやすい。しかしながら，①については，児童・青年の場合，易怒的な気分（イライラ）として表現されることもあるので，そのアセスメントには注意が必要である。

(3) 行動上の問題

1）愛着障害　虐待やネグレクトがあったり，養育者の頻回の変更があったりした子どもは，苦痛であっても養育者に安心を求めず，またケアに対して反応しない。こうした反応特性を反応性アタッチメント（愛着）障害という。反応性アタッチメント障害の子どもは，①他者に対する最小限の対人交流と情動の反応，②制限された陽性の感情，③大人の養育者との威嚇的でない交流の間でも，説明できない明らかないらだたしさ，悲しみ，または恐怖のエピソードがある，といった対人交流上の問題がみられる。また反応性アタッチメント障害は，特定の誰かとの愛情関係を築く機会が制限されているような環境（例：養育者に対して子どもの比率が高い施設）においても起こりうる。

一方で，同様の養育環境で育ちながらも，まったく異なる対人交流上の問題を示す者もいる。彼らは脱抑制型対人交流障害と呼ばれ，①見慣れない大人に近づき交流することへのためらいの減少または欠如，②過度に馴れ馴れしい言語的または身体的行動（文化的に認められた，年齢相応の社会的規範を逸脱している），③たとえ不慣れな状況であっても，遠くに離れて行った後に大人の養育者を振り返って確認することの減少または欠如，④最小限に，または何のためらいもなく，見慣れない大人に進んでついていこうとする，といった特性がみられる。反応性アタッチメント障害と脱抑制型対人交流障害は，その表現には大きな違いがあるが，他者からの愛情提供に飢えながらも，強烈な不信感があるという点で共通している。

2）不登校　文部科学省（2003）では，不登校児童生徒を，「何らかの心理的，情緒的，身体的あるいは社会的要因・背景により，登校しないあるいはしたくともできない状況にあるために年間30日以上欠席した者のうち，病気や経済的な理由による者を除いたもの」と定義している。その背景には，不安など情緒的混乱，無気力といった心理的問題をはじめ，発達障害であるがゆえの対人面・学習面での苦労がある。加えて，あそび・非行といった生活面の問題や，保護者による子どもの虐待といった子育ての問題が潜んでいることも少なくない。

3）ネット依存　ソーシャルメディアやインターネットゲームの発展は著しく，児童・青年が友人関係を維持する上で欠かせないものになりつつある。その結果，生活リズムが崩れてしまったり，関わりの媒体であったはずのゲームに依存したりする事態に陥っている。こうした状態像を主訴として精神科を受診し，入院にまで至るケースは，近年多い。またDSM-5において，今後研究が進められるべき精神疾患の一つとして新たに「インターネットゲーム障害」が提案されたことを踏まえると，ネット依存は国内にとどまらない問題といえる。

◉カウンセラーの仕事

児童・青年への臨床心理学的援助にはいくつかあるが，ここでは特に，臨床心理査定（アセスメント）と児童・青年および保護者への臨床心理学的アプローチ，病院内外での連携・協同について述べる。

(1) 臨床心理査定（アセスメント）

児童・青年期は，言語的に未熟な時期でもあるため，各発達段階に応じた心理検査の習熟に加え，行動観察から見立てる力が求められる。また先述したような，児童・青年期の発達心理学的知識と，この時期に特有の精神疾患・障害の知識があることは，子どもの理解に役立つだろう。そうして得られた理解は，家庭や学校とも共有できるとよい。それは直接のフィードバックのほか，作成した所見を通して行われるが，専門用語の使用は避け，平易な日常語で伝えるよう工夫することをお勧めしたい。

また，アセスメントを協同で行う視点も重要だろう。医療機関の場合，患者をカウンセラー一人で診るということはまずない。それは医師をはじめとする複数名の医療スタッフが，それぞれの立場からアセスメントを行っていることを意味する。患者とその家族の理解を共有し，そこからより全人的な患者理解を築き上げることは，スタッフそれぞれがより深い患者理解でもって支援を行えるという点で臨床的に大変意味があると考える。

(2) 臨床心理学的アプローチ

1）児童・青年へのアプローチ　児童・青年へのアプローチには，医療機関によっていくつかのバリエーションがある。第一にカウンセリングがあげられるが，その詳細についてはすでに多くの良書が出版されているのでここでは割愛する。カウンセリングのほか，特定の課題性をもったグループ活動（集団精神療法）も効果的である（たとえば，アサーショントレーニングやアンガーマネジメントなど）。とはいえ，グループ活動への参加は，ある程度内的なものを扱う力や一定の枠組みや場の雰囲気に合わせる力が必要となるため，児童・青年によって向き・不向きがある。一方，同じグループ活動でも，デイケアはその枠組みがもつ強制力は比較的緩やかであるし，そもそも合わせること，集団の中に身を置くことが課題の子どもの場合，その練習の場として適切といえる。

2）保護者へのアプローチ　児童・青年が治療を受けている場合は，その必要性が保護者と共有されていることが重要である。この点が不十分なままでいると，突然の中断になることも少なくない。また，家庭状況によっては，本人への治療よりもまず生活のベースとしての家庭の機能を拡充させることが優先されることもあるだろう。ただし，保護者自身の内的な問題への取り扱いについては，慎重に考える必要があるだろう。この点，学派によって考え方・態度に違いがあるので，一概にはいえないが，保護者自身の問題を扱うことの影響については吟味されるべきである。

(3) 連携・協同

医療機関では，医師をはじめ，看護師，臨床心理士，精神保健福祉士，作業療法士，管理栄養士といった，さまざまな職種が患者をみている。その業務内容は，各機関によって幾らか違いはあるだろうが，大まかには表Ⅱ-4-1のようになるだろう。

各職種にはそれぞれの色があり，学問的背景やアプローチだけでなく，価値観や倫理観も違う。こうした違いは，患者を多角的に捉える上で極めて有用だし，臨床的意味に富んだ着想が得られる。そこでのカウンセラーの仕事は，成育歴などの情報，患者の症状や行動，職員とのコミュニケーションの在り様から，心理的な意味を汲み取り，共有することだろう。特に，言

表Ⅱ-4-1　職種ごとの患者へのアプローチ

職　種	患者へのアプローチ
医師	医学的なケア（薬物療法，生活面のアドバイス，診断書等の作成）
看護師	生活面のケア（生活能力の直接的なアセスメントと介入）
臨床心理士	心理的なケア（心理アセスメント，心理カウンセリング）
精神保健福祉士	福祉的なマネジメント（児童福祉に関わる施設との連絡・調整）
作業療法士	アクティビティの導入（生活技能や生活の質の向上）
管理栄養士	栄養面のケア（栄養管理，栄養指導，アレルギー対応）

語的に未熟な子どもの場合，心理的問題を行動レベルで表現することが多い。他職種にとって，患者の理解しがたい症状・行動に心理的意味があると思えることは，自分たちの介入の意味を見出すことや安心感にもつながる。カウンセラーには，心理アセスメントの力，そしてそれを他職種にわかりやすく伝える力が求められる。

とはいえ，それぞれの立場の違いを尊重することも大切だろう。理解の押し付けは，他の主体性を奪う危険性があるし，結果的に患者のためにならない。そもそも，そうした違いが生じているということ自体が患者の多面性によるところかもしれないし，そうした場の力動を読む力も必要だろう。互いの理解を共有しつつ，視点の違いを尊重し，いろいろな可能性を可能性のまま保持しながら，再び患者と向き合って，そこでまた話し合いの機会をもつことをお勧めしたい。

特に，院外の専門機関との連携・協同においては，上の件を留意する必要がある。ここでいう専門機関とは，たとえば児童相談所や児童福祉施設，幼稚園・保育園，学校，放課後デイサービス，その他の治療・相談施設があげられる。上の機関の多くは，子どもの生活と深く密着しており，生活の場の一部であったり，生活の場そのものであったりする。そこで働くスタッフは，私たちの知らない子どもの姿を見ているだろうし，異なる関係を構築している。そこでは，見立てや意見の相違が生じるはずであり，それがなぜ生じているのかを互いに検討できることが必要である。その上で子どもにとって利益のある方針を導くことが大切だろう。

◉カウンセラーの仕事の例——小学校３年生の事例から

小学校３年生の女の子Ａは，ある日突然学校に行くことを渋るようになった。玄関で固まって泣き叫ぶＡの姿に，母親は激しく動揺し，すぐに児童精神科を受診した。

初診には，本人と母親が来院したが，Ａは貝のように押し黙り，強い警戒心をまとっていた。母親によると，その後保健室には通えるようになったが，クラスには入れずにいた。少しでも参加を促すとＡは「みんなが怒ってるもん！」と訴え，パニック状態になるのだった。その様子に母親は，「Ａがクラスでいじめられているに違いない」と考えていた。この突然の展開に違和感を覚えた医師は，カウンセラーに心理検査をオーダーした。

知能検査と人格検査を実施したところ，ASDと判じられる発達面の大きな偏りに加え，強い対人緊張を背景とした被害感が見受けられた。しかし，「周りがひどいことをする」と認識している母子にとって，この結果は受け止め難いだろうとも思われたため，まずは母子の不安を理解し，受け止めることが必要と考えた。この旨医師と共有し，カウンセリングを導入することとなったが，Ａの態度は警戒的だった。一方の母親は，不安の受け手を求めており，カウンセリングへの期待も大きいようだった。

カウンセリングの初回は，母子同席で行なったが，Aは母親の後ろに隠れてばかりで，カウンセラーが持ち込んだ玩具や画材はすべて拒否した。それでも，カウンセラーの言動には意識を向けていて，問いかけには母親に耳打ちすることで答えていた。その様子からは，自身の外側への関心と同時に強い不安・緊張があることが見て取れた。そうした様子を観察しつつ，カウンセラーは母親から現状とこれまでの経緯を確認した。母親いわく，Aは元来真面目な性格で，言われたことは素直に聞くタイプだった。しかし，3年生になってから急激に我が強くなり，宿題よりも遊びを優先するようになり，母親とも衝突するようになった。またAは母親に「どうしてみんなはそんなにイライラしないの？」と聞くこともあったという。過去を遡ると，実はAには独特なこだわり（好きなアニメの台詞をそのまま言うよう求め，少しでも違うとひどく怒る，服が少しでも汚れると汚れていない服も含めてすべて着替える，聴覚・嗅覚の過敏性，過度な偏食など）があり，特に幼稚園入園前は，思い通りにならないことがあるとひどく怒って手がつけられなかったと回想された。さらに，当時は夫が単身赴任でおらず，実家も遠方なために，誰にも頼れず，一人苦しい日々を送っていたとも語られた。そして，実は今のAの様子がその時のAととても似ていて，またあの時の苦しみを味わうのかと思うと，その負担感からAや夫にきつく当たったり，夜眠れなくなったりすると話された。さらには，Aの独特なこだわりに付き合ってあげられなかった過去の自分を責め，きっとAも自分のことがあまり好きではないし，周りもダメな母親だと思っているに違いないと，被害的にもなるのだった。こうした語りから，㋐AはやはりASDであること，㋑母親の被害感は，おそらくもともとのパーソナリティでもあるが，サポートの乏しい育児環境から生まれたものでもあること，㋒Aの「みんなが怒るもん！」は，母親の被害感の取り入れであり，また自分らしい主張は拒絶されるという感覚は母子関係にルーツがあるかもしれないこと，が仮説として考えられた。この見立てに基づいて，治療方針を①母親のこれまでの育児経験を振り返る機会を設け，その辛さが理解される機会とし，被害感の緩和を目指す，②家庭や学校に母子の抱える苦しみについて話し合う，③Aには個別の作業療法を導入し，Aの好きな活動を通して主体性が受け入れられる経験をする，とした。この方針を医師とも共有し，作業療法士にも依頼をかけ，進めることとなった。

Aははじめ，やはり作業療法士に対して警戒的だったが，Aの好きな活動が保障され，また共に楽しむ体験を通して，徐々に不安・緊張は和らいでいった。また，母親についても，Aの育てにくさに対して孤軍奮闘するしかなかった過去をみつめ直す機会を通して，周囲への被害的な考えは薄らいだ。そうして，客観的にAの特徴と自身の歩んできた道筋をみつめられるようになったところで，検査結果を提示し，明確な説明をした。具体的には，おそらくAはASDであること，特に神経質さがあってルールにこだわる傾向もあるが，3年生になってから自分らしさに気づき始め，ルールに従うことと自分の気持ちを主張することとの間で葛藤し，そのフラストレーションからルールのある学校に通えなくなってしまったこと，その背景には幼少期に経験したであろう自分らしさが拒絶された経験が思い出されているかもしれないこと，を伝えた。これらの内容については，すでに母親との間で共有されてきたことなので，すぐに納得されたが，これまでのAの痛み，そして自分自身の痛みにも思いを馳せ，涙を流された。

その後母親は，自身のこれまでの苦労を夫に話すことができ，夫もそれを理解し，意識をして母子を支えるようになっていった。また母親は，学校ともやり取りをするようになり，Ａの特性やこれまで歩んできた母子の苦労について話された。この語りは，担任教師をはじめ，管理職にも母子の抱える痛みとして十分に伝わったようだった。そうして学校からも理解される体験を通して，両者の緊張感は緩み，協力的でサポーティブな雰囲気へと変わっていった。加えてＡに対しては，母親と学校とで密にやり取りをし，Ａの調子を見ながら少しずつ教室にいる時間を増やしていくことで，登校への抵抗は和らいでいった。

◉むすびに代えて

児童・青年の心理臨床を，医療の枠組みだけで考えることはできない。それは，彼・彼女らが複数の生活の場をもち，それぞれの場において依存と自立にまつわる葛藤を生きているためである。彼・彼女らを取り巻く者同士が手を取り合い，心理的にも，実際的にも支える場を整えることが必要である。その中にあって私たち心の専門家には，心の痛みを理解し，それを本人とだけでなく，保護者や支援者とも共有し，心理的な治療から育成へとつなげていく，そのような仕事が求められていると考える。

引用文献

American Psychiatric Association (2013). *Diagnostic and statistical manual of mental disorders* (5th ed.).Washington, DC: American Psychiatric Publishing.（日本精神神経学会（日本語版用語監修）高橋三郎・大野　裕（監訳）(2014). DSM-5—精神疾患の診断・統計マニュアル　医学書院）

文部科学省 (2003). 今後の不登校への対応の在り方について（報告）

5

成人（一般精神科）

◉はじめに

精神科心理支援の現場には，診療形態の異なる3種類の現場が含まれている。入院床のある「精神科病院」，外来だけの診療を行う「精神科診療所」（クリニック），そして旧総合病院の一部門として院内のリエゾンコンサルテーションを担うことの多い「精神科」である。

これらのうち，勤務している心理職がもっとも多いと推定されてきたのは，「精神科病院」であった（田崎，2014）。ところが最近，「精神科診療所」や「総合病院精神科」に勤務する心理職が常勤・非常勤含めて急増している（藤城・花村，2019）。公認心理師法が公布（2015年）・施行（2017年）され，時代のニーズに後押しされて心理職を求める現場のすそ野は急速に拡大しているようである。

本章では，このような新しい動向がある中で今一度基本に立ち返り，「精神科病院」における心理支援を取り上げる。心理臨床の現場の中でも精神科臨床，ことに「精神科病院」は特別な位置を占めている（渡辺，2007）。その理由は，ここで出会うクライエントの「こころ」の病は，とりわけ「重篤」で「多様」であること，関わりの難しさが支援する者にイニシエイトすべき深刻な「無力感」をもたらすこと，また「こころ」と「からだ」が密接に影響し合う「身体性」という視点を実感させてくれることにある。これらの視点を含め，重篤な「こころ」の病の繊細で凄惨な在りようをどのように理解し関わることが援助となりうるのか，または侵襲をもたらしてしまうのか，といった臨床感覚は，「精神科病院」という現場においてこそ肌で身に着く。とりわけ脆く儚い「こころ」の壁が倒壊してゆく危険性とそこから形を成して再生されゆく可能性をいち早く察知できる力が養われる。この力が，精神科のみならず他領域の心理臨床実践においても見立てのベースになる。そして，さまざまな層のクライエントとの関わりに繊細さと深み，また予後について安易に楽観や悲観をすることのない現実的な希望の見通しをもたらすものとなる。

以上のことを踏まえ，この章では主要なテーマとして，重篤な「こころ」の病を抱えたクライエントに対象を絞り，彼らへの心理アセスメントおよび個人心理療法のあり方について述べることにしたい。

◉精神科病院における心理支援とは

ここでは「精神科病院」における心理支援の概要をごく簡単に述べておく。

(1) 心理職の役割

ほとんどの「精神科病院」において，心理職の主軸となる業務は，心理検査を含む心理アセスメントと個人心理療法である。病院の状況によって異なるが，集団療法の実施やデイケア，ナイトケアでの関わり，家族教室や地域援助活動などを任されることも多いだろう。これらの業務では多職種とともにクライエントを支援してゆくため，一見同じ業務をしているようであっても，心理職としての専門性とは何かを意識しておく必要が伴う。

クライエントと直接関わる業務以外に，関係スタッフ間で開かれるケースカンファレンスや管理運営会議への出席も，チーム医療の一員および組織の一員としての重要な仕事である。さらに病院行事への参画や職員の教育研修，メンタルヘルスのサポートなど，職種を生かした多様な役割が期待されることもあり，これらも組織で働く心理職の特徴であろう。先に「業務の主軸」と述べた心理アセスメントと個人心理療法については後述しているため，ここでは集団療法について少し触れておく。心理職が担う集団療法にはさまざまなタイプがある。言語を用いてグループ対話を促す形態のものから，SST（社会生活技能訓練）や心理教育，リワークなどの目的別グループ，絵画やコラージュを用いた表現療法のグループ，作業療法士とともに担うレクリエーションのグループなどまである。いずれもグループ特性に応じて多職種協働により運営されている。最近では，うつ病や発達障害，軽症認知症など疾患別に特化したグループや，認知行動療法など各種技法を取り入れたグループにおいても，心理職が多職種の中心となって担うことが増えている。ここで求められる姿勢は，自分のやり方（特定に学派や理論，方法論）に固執するのではなく，クライエントのニーズはもちろん，組織や時代のニーズに対して心理職として何ができるのか，どのような形でこたえることができるのかを常に念頭に置きながら，業務を深く広く進化させてゆける柔軟な姿勢である。

(2) チーム医療について

精神科医療現場は多数の専門職種から構成されている。医師，看護師，作業療法士，精神保健福祉士，薬剤師といった職種それぞれが精神科エキスパートとして援助を行っている。そのため，業務は重なり合うことが多くなる。多職種スタッフとは集団療法の運営において協働するだけでなく，個々の事例への援助に際してはもちろん，各種行事や会議，体制づくりにおいても，互いの立場や専門性を理解し尊重し合いながら，柔軟に連携していく姿勢が大切である。

チームからみれば，もっともわかりやすい心理職の専門業務は心理アセスメントである。それゆえ，まずはアセスメントの結果を，専門用語を振りかざすことなくわかりやすい表現を用いてチームに適切に還元することが，心理職がチームの中で果たすべき責務と考えられる。これは同時に心理職にとっては職種の存在意義が示せるチャンスともなろう。

ところが個人心理療法に視点を移すと，チーム医療の意義は，案外見落とされやすいので気をつけたい。心理療法で展開される治療関係は，治療者である心理職個人とチームとの協働がうまく働けばこそ，クライエントの「こころ」の支えとして真に根づいてゆくものである。クライエントにとって目の前にいる一人の心理職が信頼できるかどうかは，心理療法を取り巻く環境（病院）を信頼できるかどうかにも影響を受けている。他者への信頼は簡単に構築されるものではない。心理療法上のさまざまな局面での対処において，心理職・クライエント双方が多職種スタッフに助けられることを通して時間をかけて実感されてゆくものだと思われる。心理職の業務すべてが多職種チーム連携を土俵に成り立っていることを常に意識しておきたい。

(3) 精神科病院というシステム

山田（2007）は精神科病院を「（心の）闇を抱えるためのシステム」と捉え，心理療法の中でクライエントを抱えようと努める心理職は，病院・病棟（開放病棟・閉鎖病棟・隔離室といった建物の物理的構造や管理面を含む）とそこで働く人々に抱えられ，病院やスタッフは医療制度や精神医学，法律や行政などによって抱えられ，このシステムが何重もの入れ子構造となっていることを述べている。このようなシステムの全体像を把握し，なぜこのシステムが必要であるのか，心理療法の外的枠組みの一側面として活用できるよう十分理解しておきたい。その上でこのシステムにほどよく抱えられた感覚がもてると，それが（特に重篤なクライエントの）心理療法に取り組んでいく際の支えや守りとして働くものである。ただし，システムは時代によっても変わる。クライエント・医療者双方にとってプラスにもマイナスにも作用する可能性があるため，絶対視したり過信したりすることなく捉えておくとよいだろう。

◉病態の重い多様なクライエントたちとの多様な関わり方

すでに述べたが，精神科病院で心理職が出会うクライエントの「こころ」の病は重い。病態の多くは境界水準から精神病水準にある。外来では軽い適応障害や抑うつ・不安障害など神経症水準に見立てられるクライエントとの洞察を目指した心理療法も任される。しかし担当するクライエントの多くは，対人関係が不安定で行動化の問題を抱える境界水準のクライエントと，統合失調症をはじめとする精神病圏のクライエント，また精神病圏よりさらに重い例さえ珍しくない発達障害〜自閉症スペクトラム圏のクライエントである。

精神科病院には入院床もある。そのため，入院中のクライエントや入退院を繰り返しているクライエントとの関わりも多い。筆者が過去に担当した事例をあげると，過食・自傷などの行動化が絶えず度々家庭から分離して休息入院を必要とする女性，両親を殴り長期入院となった引きこもり男性，我が子を殺めてしまった医療観察法下にある主婦，解離性の精神病状態を呈して入院したもののスタッフとのラポールがなかなか作れない女性会社員や統合失調症の潜在的な発症が危ぶまれる青年へのアセスメント面接，希死念慮に囚われ命を絶つ恐れの強い男性が入院に同意するまでの危機介入的な面接や電話によるやりとりなどがあった。

「精神科病院」における「多様性」に関してさらに述べれば，同じ統合失調症であっても，常時隔離室を使用しなくてはならない状態のクライエントから，社会に復帰し平穏に暮らしているクライエントまで幅広い関わりがある。身体の自由がきかないクライエントとはベッドサイドでの関わりとなる。長期入院のクライエントとは院内外を散歩することもある。「多様」で「広範囲」のクライエントの状態や病態，ニーズに応じて，臨床心理学的視点と治療の枠組みは維持しながらも，面接室という物理的空間や言語的面接のみに囚われずに柔軟に関わり方の工夫ができるとよいだろう。最近では症状除去や認知的変容など目的に応じた治療技法の活用も期待されている。さまざまな技法を学び，治療経過上，適切なタイミングで導入するのも一つの工夫となろう。

◉病態の重いクライエントへの心理アセスメント

次に，病態の重い「こころ」の病を抱えたクライエントの心理アセスメントに絞り，その留意点を記す。そのため，精神科病院での心理アセスメント全体は網羅していない。

医師が心理アセスメントを依頼する理由は，鑑別診断の補助や病態水準の把握，知的・認知的特徴やパーソナリティの把握などさまざまである。その中でクライエントの訴える症状の背景に精神病圏の病理が潜んでいないか査定を求められることがある。見立てによって治療や支援の方針が左右されるため，この査定はとりわけ重要となる。ひとたび精神病状態へと退行した際に「こころ」が被る痛手の大きさや回復までの道のりを思えば，早期に見出し，保護的で予防的な細やかな関わりへとつなげてゆくことが重要であろう。もちろん見立ては一つの仮説であり，将来の精神病クライエントを洗い出すものであってはならない。

とはいっても心理検査は脆い「こころ」には大きな負担となる。精神病水準のクライエントが「自分の世界をかたくなに守っている」と考えられる時には特に，「今」，検査することが本当に援助につながるのかどうか見極める必要がある。検査の実施が「自分の世界をかたくなに守っている」最後の砦を脅かすことにならないか，中止・中断含め一度検討してみるプロセスが大切である。

事例（A 氏）：医師から検査依頼のあった入院中の A 氏は，強い抑うつ感と希死念慮に囚われていた。そのため，検査実施前に数回にわたって関係づくりを進め，侵襲的にならぬよう慎重に配慮した上でロールシャッハ法を含む心理検査に導入した。しかし途中より怯えた様子や，恐怖に耐え忍んでいる様子がうかがえたため，すぐさま検査は中止した。しかし A 氏は後日に予定されていた心理面接をキャンセルし，周囲の反対を押し切って強引に退院してしまった。そして，まもなく命を絶った。

この事例の経過では，いろいろな要因が考えられるにせよ，心理検査が「こころ」の深い闇の世界を刺激し，クライエントを死へと追い立てる契機となってしまった可能性が否めない。重い病態のクライエントにとって，心理検査の刺激は鋭い刃物となり，援助につながらないばかりか逆に深く脅かし傷つける可能性があることを十分自覚しておきたい。

このような侵襲を避けるためには，検査場面での限定的関わりであったとしても，生身の人と人との「出会いの場」という意識が大切である。検査者の関わりや応答のあり方によって，検査場面が援助的に働くこともあればその逆も起こりうるため，細やかな対応が求められる。「出会いの場」では検査者の「こころ」も揺れる。精神病的不安に脅かされている場合には，得体のしれない何かに酷く怯えている様子や並ならぬ緊張感が伝わってくるものである。検査者の内面に生じた揺れの感覚を通して，クライエントの内面の危機を感じ取ることができれば，ことばのかけ方も質的に変わる。それによってコミュニケーションがままならなかったクライエントとの間につながりの端緒や転機が生じ，治療の動機づけとなる場合もあろう（村瀬，2015）。

検査による動揺が尾を引き，その後の回復の遅れや「こころ」と「からだ」のダメージ（副作用）につながる危険に対しては，クライエントの状態を繊細に感じ取り，検査の副作用の可能性を予告しておき，入院中であれば看護師にその旨の申し送りをしておくなど，先を見越したケアができるとよいだろう。

最後にアセスメント結果の報告について触れる。検査資料はクライエントの負担と引き換えに得られたその人自身を表す貴重な表現である。これら資料を他のチームスタッフが観察した日常場面での様子と照らし合わせて所見にまとめ，その後のチームの関わりにつなげるまでが心理職の役割である。検査所見では，病理性ばかりに目が向きやすいものだが，そこから肯定的な意味を汲み取ること，またスタッフとの関わりの糸口ともなるクライエントの興味関心の領域を探るなど，クライエントの「こころ」の健康な側面と可能性に信頼を寄せた所見作成を心掛けたい。クライエントのささやかな幸せのために当面は何ができるのか真摯に考え，温みある視点を盛り込むことができれば，チーム全体に新しい視点が吹き込まれ，次のステップの希望へとつながっていくのではないだろうか。最近ではインフォームド・コンセントを重視し，クライエント本人向けの報告書を作成する機会が増えた。何をどのように伝えることが，あるいは伝えずにいることがクライエントの役に立つのか，文字になったものは後々まで残るからこそクライエント自身の希望や支えとなるよう，大事な人へ差し出す手紙のごとく慎重に作成したいものである。

◉重篤な「こころ」の病を抱えたクライエントへの心理療法

人が変容してゆくことは簡単なことではない。重篤な「こころ」の病を抱えていればなおのことである。筆者は長年精神科病院において重い「こころ」の病を抱えたクライエントとの心理療法に携わってきた。数年から10年，中には20年以上の長期にわたる関わりを通して，クライエントは「こころ」の病を抱えてはいても，かけがえのない一回限りの自分の「いのち」を懸命に生きている一人の人であることが実感された。「今，ここで」巡り会ったクライエントを人として尊重し，その人らしく生きられるよう，丁寧な心理療法的関わりを積み重ねていく中で，人が少しずつでも着実に変容していくことが感じられた。限界はある。治ることを目標とすることが最善とも限らず，変わらなくてよいと思えることや，現状が維持できていることがすでに大きな変容であったりもした。

ここでは，そのようなことを実感させてくれる事例を通して，病態の重いクライエントの心理支援について述べることにしよう。

事例（B氏）：10代に統合失調症を発症し頼れる家族のいないB氏には「いつ死んでもいい」という気持ちが常にあった。調子を崩すとしばしば緊張病性の昏迷状態へと陥り，身動き一つとれず，ことばを交わすことも表情を浮かべることもない疎通がとれない状態となった。安定した時期は1年と続かず，衝動的な自殺企図のために手足を抑制されることも隔離室に入ることも度々であった。入院初期から開始された心理療法では，疎通がままならない時もB氏の傍らで容態に思いを馳せながらそっと見守り続けた。B氏の疎通が回復していくさまは，乳児の意識が明瞭になっていく過程に重なり，また無意識の海に飲み込まれていた自我という島が再び姿を現すかのように映った。この間，静かな個室で看護師による身体や食事のケアが継続され，作業療法士は定期的に声をかけていた。病院という守られたゆりかごの中でチームスタッフに抱えられていた。回復後の調子のよい時には，自分の病気について学び，これからどのように生活していきたいのか少しずつ話題にできるようになっていった。しだいに悪化の兆候を感じ取り，未然に回避できるようになったことから10年以上に渡った入院生活に区切りをつけ，単身生活へと踏み出した。必要な生活スキルは作業療法で身につけていた。訪問看護を受け，同世代との集団療法やデイケア体験を経て作業所に通い，同じ病を抱える異性との結婚も果たした。夫婦そろって自助グループ活動や地域事業所の行事にも参加し，子どもを作ることは諦めたが日常を大切に過ごしていった。心理療法は日々の出来事を振り返って報告し，自分の歩みを確かめる場として意味づけられた。時に大きな動揺や落ち込みを体験することはあったが，ほとんどの困難は伴侶や友人，他支援者に支えられて乗り越えられていたことから，面接は徐々に間隔をあけ，やがて20年以上にわたった心理療法を終結させた。その後もB氏は伴侶とともに地域でくらし，地域に根付いた病院へ通院し，その病院に働くチームスタッフらに支えられながら，さまざまな生活体験を重ね，自分らしい成長と生き方を続けていった。

(1)「自分」という感覚が脆く儚い世界とその変容の手助け

筆者はかつて，上記事例B氏同様の精神病水準にある女性との心理療法を報告した（佐藤，1999; 2007）。その中で，クライエントの脆くか弱い「こころ」をいかに守り育てていくかという課題が，乳児が母親に抱っこされながら，母親との鏡映的な関係を通して「自分」という個の感覚を生み出してゆく過程に重なることを述べた。自分がなくなりそうな不安を全力で投げ込むクライエントを，治療者自身も「こころ」揺さぶられながら抱え続けていく時，両者の間には融合的な深い二者関係が作られていった。やがてクライエントは治療者という確かな他者との関係性を頼りに,「混沌とした世界」から少しずつだがまとまりあるイメージや意味をみつけ,「自分」という感覚をつかんでいった。

堀江（2016）もまた，統合失調症女性との12年間にわたる心理療法を振り返り「私は理解されたいのです。理解されることで安定するのです」というクライエント本人のことばを取り上げ，そこに重い精神病状態のクライエントの「私」が形をなしてくる際の変化の儚さを報告している。

安心で安全な他者から深く関心を寄せられ，一人の人として理解されることをクライエントは求めている。個としての「自分」という感覚（＝主体の感覚）が希薄な状態にあるクライエント，また「こころ」と「からだ」，そして「いのち」に関わる深刻な事態に直面しているクライエントに対して心理職として関わる際には，実証データやマニュアルベースによる関わりでは手助けにならない。もちろん二者関係が必ずしもプラスに作用するとは限らず,「自分」を破壊し呑み込む恐怖をもたらすことはある。少なくともそうした関わりの両面性を深く理解している専門家として，むやみに脅かしたり侵襲したりすることなく，クライエントの「こころ」の声に寄り添ってゆくことが必要であろう。そうした関わりによってこそ，クライエントは少しずつ自分の内面を感じとり，自分を知り，個としての「自分」の感覚を育み，生きていくことへの希望と変化への足がかりを得てゆくように思われる。

(2) 深く関与すること

精神病圏の病理や重い病態を背景にもつクライエントとの心理療法に深く関わってゆくと，クライエントの「こころ」の深みに触れると同時に治療者自身の「こころ」の深みや痛みに触れる体験も生じることがある。また，患者の世界に融合していくために，治療者も混沌とした無意識世界に飲み込まれるような危険であったり，自我境界を超えて揺さぶられる体験を伴うこともある。筆者の場合，隔離中のクライエントと面接すると，決まって離人感や固く重い身体感覚に陥った。無意識の荒ぶる世界を象徴する夢を見ることもあったが，これらを通してクライエントの抱える心の世界への理解が深まり，治療的転機が訪れることも多かった。

この危ういともいえる過程を治療者，クライエント双方が安全にくぐり抜けてゆくためには，治療者としての観察眼とチームという器の存在が欠かせない。精神医学的知識および臨床心理学的知識が，クライエントの状態と治療過程を客観的に理解するための助けとなるのはもちろんである。加えて，チーム内でクライエントの情報を共有することが，状況全体を俯瞰的に捉える助けとなり，二者関係に埋没しがちな治療者が現実感覚を保つための重要な足場となるように思われる。重篤な事例の心理療法では，このようなチームという「器」の働きから支えと守りを得ることで，はじめて腰を落ち着けて深く関与することが可能になる。そうして生まれた心理療法内でのクライエントの変化が，やがてチームスタッフとの関係性の変化にまで広がり，生活の中にも反映され，全体としてクライエント自身が望むよりよい生活が営まれることへと少しずつ結びついてゆく。それゆえ，重い事例の心理療法ほど，周囲のスタッフとの関係性をバランスよく保つことが必要となるわけである。

また別の見方をすれば，精神科病院での心理支援の強みは，危機介入時に入院という選択ができるシステムがバックにあり，なおかつ多職種チームとの関係性に守られて，重篤な事例の心理療法に深く関与できることにあるともいえるだろう。

(3) チームの器の中で支えること

先にも述べたように，統合失調症をはじめとする重い「こころ」の病を抱えたクライエントの支援は長期に及ぶ。ストレスに出会う度に病状を再燃させてしまうことも多い。しかし最近では抗精神病薬が進歩したことや急性期入院治療に重点が置かれるようになった効果もあって，入院期間は短くなった。代わりに地域での生活支援が進み，時に「病」に翻弄されることはあっても，外来通院と，デイケアや訪問看護，地域の事業所といったさまざまな形のサポートを利用しながら，自分なりの暮らしを営むクライエントが増えた。事例Ｂ氏のように，人生上のさまざまな課題と向き合いながら，成長してゆかれるようにもなった。

このようなクライエントと彼らを取り巻く状況を見た時，個人心理療法はクライエント支援の一選択肢である。そもそも重篤なクライエントの支援は到底心理職一人で成し遂げられるものではない。チームスタッフそれぞれがクライエントを支援し，相互に連携し合うからこそ支援には厚みが生まれる。また連携がスタッフそれぞれの支えや力となりうる。それらすべてが，クライエントの変容へと集約されていくものである。たしかに，先の事例では一人の「心の専門家」がＢ氏を深く支えたかもしれないが，生活者であるＢ氏にとっては，生まれ育った地域に根を下ろした病院に勤務する「とある心理職」に支えられたことに意味があったと思われる。地域に抱えられた病院，その病院に抱えられた心理療法，その担当者である「心理職」に支えられ，また院内の多職種スタッフに支えられ，さらに地域の多職種スタッフに支えられたからこそ，自分という人間が「（人に支えられて）生きていてもいい（かけがえのない）存在」であることが少しずつ感じ取られ，それらが新たな歩みの原動力になっていったのであろう。

重い「こころ」の病を抱えるクライエントを抱えようとする心理療法は，病院というシステムの器に抱えられている必要があるが，クライエントの回復が進み，行動や生活圏が広がってゆくとき，器の枠組みは地域にまで広がってゆく。Ｂ氏の事例においても折に触れ，関係する作業所や地域のスタッフとの情報共有がなされていった。事例の成長とともに器自体が広がり，クライエントを取り巻く人と人とがつながり，大きな連携の器へと育てられてゆくところは，多職種多機関連携によるクライエント支援の興味深い点であろう。

◉おわりに――心理職のきのう・きょう・あした

精神科病院における心理職業務とチーム医療のあり方は，病院の実情によりさまざまである。最近では病院機能評価の影響により均一化の流れはあるが，そうはいっても各病院には固有の歴史や理念，経営体質といった風土がある。その風土が，病院の立地する地域性やその地域で担う特有の機能とも相互に関連して，心理職の業務のあり方やチーム機能のあり方に影響している。また心理職の歴史が浅く，他の専門職種の中では国家資格化がもっとも立ち遅れてきた職種であるという経緯も，院内で心理職が置かれている微妙であいまいな立ち位置と無関係ではない。精神科作業療法が 1975 年に診療報酬化され，1999 年には精神保健福祉士が国家資格化されたことからすれば，遅れること 20 年にして，かなりの難産の末に誕生したのが公認心理師である。

精神科医療における心理職は今，大きな転換期にある。今後この資格が診療報酬体系にどのように位置づけられていくのか。経済効率から多くのクライエントに均質な心理支援を提供することが求められ，エビデンスを重視したマニュアルベースの技法のみが評価される可能性もあれば，業務が細分化・限定化されていく可能性もある。本章で紹介したような時間をかけた地道な「関わりのあり方」は時代錯誤的となるかもしれない。しかし，そのような「関わりのあり方」でしか支えられないクライエントの苦悩が「精神科病院」には持ち込まれている。今まで以上に，医療情勢や診療報酬の動向に関心を払い，社会状況を広く俯瞰した上で，現場の心理職として何を大切にしてゆけばよいのか，チームの一員としてどんな視点をもつことがクライエント支援につながっていくのか，周囲との関係性を大切にしながら，一人ひとりが模索していくことが求められる。それが「精神科病院」で働く公認心理師の未来につながってゆくだろう。

付　記

本章に掲載した事例はすべて実際の事例をモデルにした仮想事例である。また，「心の専門家」の呼称表記に迷ったが，その時々の立場のニュアンスに応じて，心理職，検査者，治療者とさまざまに表現していることを断っておく。

引用文献

藤城有美子・花村温子（2019）．2018 年度「医療保険領域に関わる会員を対象としたウェブ調査」（2017 年度状況）結果の概要 1　一般社団法人日本臨床心理士会雑誌, **27**(2), 86.

堀江章代（2017）．「私は理解されたいのです」―ある統合失調症の女性との心理療法から学んだこと　渡辺雄三・山田勝・高橋蔵人・石黒直生（編）クライエントと臨床心理士―こころの「病」と心理療法　金剛出版　pp.130–149.

村瀬嘉代子（2015）．アセスメントと仮説　村瀬嘉代子（編）心理療法家の気づきと想像　金剛出版　pp.41–52.

佐藤明美（1999）．混沌とした心の世界とのかかわり　渡辺雄三（編）仕事としての心理療法　人文書院　pp.171–191.

佐藤明美（2007）．精神科臨床で働くために必要な臨床現場での研修と訓練 その 1―単科精神科病院で働くために　渡辺雄三・総田純次（編）臨床心理学にとっての精神科臨床―臨床の現場から学ぶ　人文書院　pp.263–274.

田崎博一（2014）．心理職の役割の明確化と育成に関する研究（H26- 特別- 指定-011）　精神科医療機関における心理職の実態と役割 厚生労働科学特別研究報告 厚生労働科学研究成果データベース 201405017A〈https://mhlw-grants.niph.go.jp/niph/search/NIDD00.do?resrchNum=201405017A〉（2020 年 10 月 3 日確認）

渡辺雄三（2007）．臨床心理学の原点としての臨床の現場　渡辺雄三・総田純次（編）臨床心理学にとっての精神科臨床―臨床の現場から学ぶ　人文書院　pp.91–113.

山田　勝（2007）．精神医療とそのスタッフから学ぶべき課題 その 1―単科精神科病院の職場から　渡辺雄三・総田純次（編）臨床心理学にとっての精神科臨床―臨床の現場から学ぶ　人文書院　pp.146–154.

6

高齢者

◉医療現場での現状

超高齢社会の日本では，医療現場での高齢者の患者も自ずと増加している。本来は，医療現場でのさまざまな場面で心理職が高齢者と関わるニーズはあると思われるが，現在は認知症のアセスメントの領域での関わりが多いのが現状である。厚生労働省によると認知症高齢者数は2025年には700万人と推計されており，少子高齢化の中で認知症への対応は社会的課題である。医療現場において心理職が高齢者領域に関わることは今後増加が予想されるが，その場合，認知症に関する基本的な知識が必要となる。よって本節では，医療現場での高齢者への心理的支援につながる認知症に関する基本的知識について取り上げる。

医療のなかでの特定の現場を取り上げるというよりは，基本的知識と関連するさまざまな場面での実際の関わり方のポイントについて，「現場でのポイント」という項目の中でその都度触れていく。また，紙面に限りがあるため，さらに詳細な情報は参考文献を示すので必要に応じて参照いただきたい。

◉認知症の診断

脳の病気による器質的な変化，脳に影響する体の病気による脳の障害が前提であり，DSM-5による診断基準の概略を以下にあげる。

- 1つ以上の認知領域（複雑性注意，実行機能，学習および記憶，言語，知覚・運動，社会的認知）が，以前のレベルから低下している。
- 認知機能の低下が，社会生活に支障を与える。
- 認知機能の低下はせん妄が現れるときのみに起こるものではない。
- うつ病や統合失調症などの他の精神疾患が否定できる。

DSM-Ⅳの診断基準は，記憶障害に加えてもう1つ（以上）の別の領域の認知機能障害があることを必須条件としていたが，DSM-5では「1つ以上の認知領域」としており，早期診断技術の進歩に対応したものといえる。

現場でのポイント

1）物忘れの区別　加齢とともに物忘れが多くなると「認知症だろうか？」と高齢者もそ

の家族も心配になる。問診などの際「最近物忘れが多くて……」という訴えがあるときに気をつけなければならないのは，体験の一部分の物忘れなのか（加齢による物忘れ），あるいは体験全体の物忘れ（認知症による物忘れ＝エピソード記憶そのものの欠落）なのかの区別である。たとえば，5日前の夕食のメニューが思い出せないのは加齢による物忘れだが，食べたことそのものを忘れるのは認知症による物忘れである。「物忘れがある」という訴えの内容をきちんと把握できるように話を聞く必要がある。

2）うつ病と認知症の鑑別　認知症は初期の頃，認知機能の低下を不安に感じることで抑うつ状態になったり，自発性や意欲の低下がみられる。そのため家族がうつ病を心配して受診する場合もある。うつ病を認知症と間違えることで，適切な治療が受けることができなくなるため，両者の鑑別は重要である。

うつ病と認知症による抑うつ状態は似ている部分もあり，併発している場合もあるので，両方の可能性を否定せず，丁寧に話を聞くことが重要である。

話をしている際に質問をすると，うつ病の場合は「わからない」と答えたり，わからない自分を嘆く様子があるが，認知症の場合はわからないことを取り繕ったり，つじつまを合わせようとする様子がみられる。

3）交通整理の役割を担う　診断直後の本人，家族はショックが大きく，動揺することも多い。そのため，医師から症状の説明，病気の進行，制度の話などを説明されても，後になると何を言われたのかよく覚えていないと振り返る家族も多い。本人，家族は何がわからないかがわからず，不安だけが募るということもある。診察の時間が十分に取れない場合は，本人や家族が何をどこまでわかっているのかを確認しながら話をし，何がわからないのかなどの交通整理の役割をコメディカルが担うことで，本人や家族の不安の軽減にもつながる。そのためには，心理職であっても認知症に関する医学的知識，介護保険などの福祉制度などについても基本的なことを理解しておく必要がある。

◉代表的な認知症の分類

認知症は疾患名ではなく，脳の神経細胞が何らかの原因で正常に働かなくなる状態を指す言葉である。認知症を引き起こす病気はさまざまで，脳の神経細胞が変性する病気，血管性の病気，内科的な病気などがある。代表的なものはアルツハイマー型認知症，レビー小体型認知症，前頭側頭型認知症（ピック病），血管性認知症の四つであり（図Ⅱ-6-1），現時点では根本的な治療法はない。

現場でのポイント

1）認知症という名称と原因疾患の区別　認知症と診断された人の家族と話していると「認知症と診断されたのですが，アルツハイマー病とは違うのですが？」といった質問をされることがある。前述のように認知症は疾患名ではなく，症状や状態を総称する言葉であり，原因となる疾患はさまざまなものがある。そういうときは「「発熱」という症状には原因がインフルエンザであったり，体の炎症だったりとさまざまあるのと同じですよ」と，身近な例をあげて

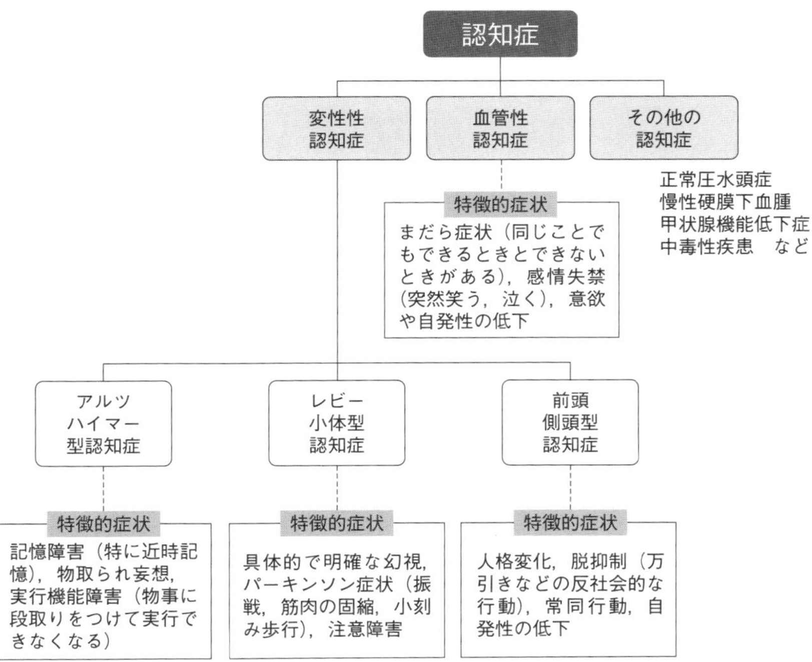

図Ⅱ-6-1　認知症の分類と特徴的症状

説明して理解してもらう必要がある。認知症は疾患名ではなく，原因疾患はさまざまであること，原因疾患によって特徴的な症状があることなどを主に家族が理解できるように説明できるとよい。

2) MCI（Mild Cognitive Impairment）と若年性認知症　心理職が診断のアセスメントに関わる際に，MCI と若年性認知症についても理解しておく必要がある。

MCI は認知症における物忘れのような記憶障害が出るものの症状はまだ軽く，認知症になる一歩手前の段階といえる。診断基準の「認知機能の低下が，社会生活に支障を与える」を満たしていない状態である。2012 年の厚生労働省による MCI 有病者数の推計は 400 万人であり，MCI から認知症への移行率は年間 5 ～ 15％程度（日本神経学会，2017）といわれている。そのため，MCI を見極め，早期発見・早期介入が必要である。

若年性認知症は 65 歳以下で発症する認知症である。働き盛りの年代で発症するため，うつ病や女性であれば更年期障害と間違われ，その状態で治療を受けても状況は変わらないか悪化していくこともある。複数の病院を転院してようやく診断されたケースなどもある。また，高齢者の認知症の家族以上に，若年性認知症の家族は生活への影響が大きい。心理職も若年性認知症の本人に関連する就労制度，医療制度・福祉制度についても基本的な知識を理解していることが望ましい。

◉認知症の症状

脳の器質的変化により生じる認知機能障害である中核症状と，周囲の対応や環境，中核症状のために抱えることになる心理的ストレスや，本人の特性，身体的な不調などの原因より生じる BPSD（Behavioral and Psychological Symptoms of Dementia: 行動・心理症状）とに分けられる。

脳の器質的変化は診断基準の一つであるため，中核症状は誰にでも生じ，根治のための治療法は現在はない。記憶障害，見当識障害（時間や場所，人物の顔がわからない），実行機能障害（目的をもって，物事に段取りをつけて進めていくことができなくなる），失行（運動機能の障害がないのに身につけた一連の動作が行えなくなる），失認（感覚器に障害がないのに，目の前にあるもの，聞いたものを正しく認識できない），言語障害（言葉の理解や表出が困難になる）などがある。

BPSD は中核症状によるストレスがベースにあり，複合的な要因で生じる。そのため，誰にでも必ず生じるものではなく，人によって現れ方が異なり，対応によっては症状を軽減することができる。幻覚，妄想，徘徊，不安，焦燥，抑うつ状態などがあげられる。

現場でのポイント

1）家族が負担に感じる症状は？　介護家族は基本症状よりも BPSD をより負担に感じていることが多い。そのため，BPSD は環境調整（認知症高齢者への接し方を含む）が重要で，それにより軽減されることをわかりやすく説明する必要がある。ただし，介護している家族に「良い介護者」であることを強要してはならない。「頭ではわかっている。それができないからイライラするんだ」というのが家族の本音である。家族の気持ちを受け止めながら，介護サービスを利用してなどの環境調整が望ましい。環境調整が上手くいけば，家族にも少し余裕ができ，認知症への理解が進むとともに，家族の本人への対応も変わってくることが多い。

2）本人は何を感じている？　「本人は忘れてしまうのだから楽でいい」というのは認知症に関する誤解である。実際はそうではない。認知症の症状として，認知機能は低下していくが，その一方で感情機能はさほど衰えない。そのためできないことが増えていることを本人は感じている。また，周りに迷惑をかけていることもわかっていて苦しんでいたり，不安を抱いている。現在の自分と，以前の自分を比較して，何とか保たなければと無理をして，その齟齬が BPSD につながっていく。専門職はこのような本人の心理を理解して接する必要がある。周囲が認知症によるその人の変化を受け止め，認知症になった現在のその人に合わせた接し方をすれば，本人は安心することができ，周囲のケアに徐々に身をゆだねることができる。

このような認知症の人の気持ちを専門職が理解して接するのは当然であるが，家族にも知ってもらったほうがよい。しかし，前述のようにそれは良い介護者であることを求めるものではない。毎日一緒にいる家族は症状だとわかっていてもイライラすることが多い。しかし，認知症の人のこのような気持ちがわかっていると，イライラが収まってくるにつれ「ああ，悪かったな」という気持ちがわいてくる。それは本人にも伝わるものである。そういった家族の気持ちの動きを専門職が理解し，家族の気持ちを支えることが本人を支えることにつながる。

◉認知症のアセスメント

認知症の初期は，加齢による単なる物忘れにみえることが多く，正確なアセスメントが必要となる。認知症の認知機能を評価する尺度として，スクリーニング検査としては MMSE（Mini-

Mental State Examination)，HDS-R（改訂長谷川式簡易知能評価スケール）が広く用いられている。他にも時計描画テスト（Clock Drawing Test: CDT）や，MCIのスクリーニングには日本語版MoCA-J（Japanese version of Montreal Cognitive Assessment）が使用される。

複数の認知領域を多面的に把握するためには，日本語版COGNISTAT（Neurobehavioral Cognitive Status Examination）認知機能検査やWAIS-Ⅳ（Wechsler Adult Intelligence Scale-Fourth Edition）成人知能検査が用いられる。いずれも各下位検査が認知機能プロフィールで表示され，被験者の認知機能を視覚的に捉えることができる。

各認知機能についてさらに詳細な検討をするためには，たとえば前頭葉機能はFAB（Frontal Assessment Battery），行動記憶機能であればリバーミード行動記憶検査（the Rivermead Behavioral Memory Test: RBMT），視空間認知機能であればコース立方体組み合わせテスト（Kohs Block Design Test: Kohs）などがある。

現場でのポイント

1）高齢者の特徴への配慮　高齢者は自分が試されるということに対しての不安がとても高い。よって，自尊心を傷つけることがないような対応が他の年代よりさらに必要である。耳が遠い，動作がゆっくりなどの高齢者の特徴に配慮してこちらが丁寧に接すると，検査に熱心に取り組んでくれる場合が多い。

2）アセスメントにおける心理職の専門性　検査の点数が示すものが，認知症の人の状態（特に生活の障害）とどのように結びついているかを伝えられることが重要である。なぜなら，看護職，リハ職なども認知機能検査を実施するため，心理職が実施した場合はその専門性を求められるからである。認知症は認知機能の障害から生活の障害が生じる。それにより社会との関係性が変化し，生きづらさが生じることになる。その支援のためにもアセスメントの得点のみに着目するのではなく，日常のケアにつながるような情報提供が重要である。

◉回想法

健常者と同じようなコミュニケーション能力が保持できない認知症の人に対して，そのこころと関わりをもつためのアプローチの一つが回想法（Butler，1963）である。回想法は高齢者の過去の人生に焦点をあて，よき聞き手とともに高齢者の人生の統合をはかろうとする方法である（黒川，2008）。

施行形式によりグループ回想法と個人回想法に大別され，reminiscenceとlife reviewという二つの概念に分類できる。reminiscenceは，必ずしも患者と治療者が意識的に人格の統合を目指して行う精神療法だけでなく，認知症の人の残存機能の賦活や情動の安定を目的として，介護施設や病院で行われるアクティビティなどを含むより広義の概念の回想法である。一方，life reviewは，対象者のライフヒストリーを系統的に聞き，過去の人生を整理し，その意味を探求することを通じ，人格の統合を目指そうとするより狭義の回想法である（黒川ら，1995）。わが国における認知症の人を対象にした回想法の実施は，グループ形式による回想法が多く行われてきた。回想法は認知症のアプローチとして非薬物療法に位置づけられ，認知症の中核症状の改善をはかる目的ではなく，QOLの維持向上につながるものである。

現場でのポイント

回想法を通しての「その人自身の理解」　これまでの介護施設や病院でのグループ回想法の実施は，看護職，リハ職，介護職が主に担ってきた。公認心理師が誕生したことにより，重度認知症デイケアや介護療養型医療施設などで働く心理職が増加すれば，心理職が回想法に携わる機会の増加が予想される。グループ回想法はアクティビティの色合いが強いが，その中でもテーマに沿った内容で語られる認知症の人の言葉からは，その人がどのように生きてきたかが感じられる。回想法実施における心理職の専門性は，その人自身への深い理解に他ならない。繰り返し話される話題はその人にとって大切なものであり，その人自身の核となるものである。

◉心理教育

統合失調症の人とその家族を対象に発展してきたbio-psycho-socialな観点に基づく家族支援アプローチ（小林・堀川，2006）である。知識や情報の獲得といった教育的支援と，対象者のエンパワメントという心理的支援の側面がある。また，集団で行われる場合は参加者の体験の分かち合いという側面ももち（山口，2001），参加者間のピアサポートを促進しながら行われる。認知症の場合，本人への介入には限界があるため，主に介護家族を対象としている。

現場でのポイント

1）情報提供を行う講師のポイント　知識や情報の獲得といった教育的支援の中で，介護者が必要と感じている内容は，認知症の基本的知識や医師との関わり方，介護保険などの社会資源，介護の仕方と介護者の心理，認知症の人への接し方などである。各内容に応じた講師は，介護者の気持ちをよく理解しており，介護者からの視点で情報提供をしてくれる人を選定する必要がある。受診の時間は多くはとれないため，医学的知識が十分でない家族も多く，受診時に主治医に質問できていない介護者もいるため，講師の医師は特に重要である。

2）参加者同士の交流のポイント　介護者といってもその続柄は，配偶者，実の子ども，義理の子どもなどさまざまである。介護者同士での交流の時間も，複数回実施するプログラム構成であれば，続柄や性別で分けてみる工夫をすることで，介護者自身がさまざまな視点を得ることができる。

同じ状況にある他の介護者に自分の気持ちを聞いてもらうことで，介護者は孤独感が軽減される。胸に詰まった思いを吐き出すと，他の介護者の話も聞けるようになる。それもまた重要である。他の介護者の話を受け止められることで，他の介護者が話す内容からその人なりの気づきを得ていき，自分なりの介護の仕方を見出すことにもつながっていく。それにより，介護者の気持ちに少し余裕が出て，認知症の人との関係も徐々に安定していく。介護者同士の交流の際は，心理職はオブザーバー的な関わりだが，特定の人が話続けているようなときは，さりげなく介入する必要がある。

3）介護者には介護者の人生がある　介護のノウハウの指導や知識の獲得が中心になり過ぎないことである。この面に重きが置かれすぎると介護者である側面が強調され，介護者としての役割をより意識させる結果となる。要介護者にとって，介護者の存在は重要である。しかし，介護者が介護者役割に取り込まれたloss of self（自己喪失）は自尊心の低下や抑うつ状態につながりやすい（Skaff & Pearlin, 1992）。教育的支援と心理的支援は両輪であり，心理職が常にその人個人を尊重する心理的支援の姿勢は，介護者にも介護者の人生があることを支援することにつながる。

◉おわりに

高齢者領域は学部・大学院での実習先に含まれることはほとんどない。学生にとって随分先の将来である老年期はイメージすることが難しく，三世代世帯が減少した現在では，学生時代に自分自身が働く領域として高齢者領域を意識する場合も少ないのが現状である

その一方で日本は超高齢社会であり，さらに高齢者といわれる65歳以上から平均寿命に達するまでに20年以上あり老年期は長い。人生最後のときにむかっていき，他者からの援助の比重が徐々に高くなる高齢者にとって，QOLの維持向上に心理的なアプローチは不可欠である。発達段階の最後の時期である老年期を，豊かな時間として過ごすことに寄与することができるのは意義深いことであり，自分自身の人生を考えることにもつながる。そのような高齢者領域の心理臨床に多くの心理職が関わるようになることを期待する。

引用文献

American Psychiatric Association (2013). *Diagnostic and statistical manual of mental disorders* (5th ed.).Washington, DC: American Psychiatric Publishing.（日本精神神経学会（日本語版用語監修）高橋三郎・大野　裕（監訳）(2014). DSM-5—精神疾患の診断・統計マニュアル　医学書院）

Butler, R. N. (1963). The life review: An interpretation of reminiscence in the aged. *Psychiatry*, **26**, 65–76.

小林清香・堀川直史 (2006). 高齢者におけるサイコエデュケーション　老年精神医学雑誌, **17**(3), 267–271.

黒川由紀子・斉藤正彦・松田　修 (1995). 老年期における精神療法の効果評価—回想法をめぐって　老年精神医学雑誌, **6**(3), 315–329.

黒川由紀子 (2008). ライフサイクルからみた老年期と認知症　認知症と回想法　金剛出版　pp.27–47.

日本神経学会 (2017). 認知症疾患診療ガイドライン　医学書院

Skaff, M. M., & Pearlin, L. I. (1992). Caregiving: role engulfment and the loss of self. *The Gerontologist*, **32**(5), 656–664.

山口　一 (2001). 心理教育の実際　臨床精神医学, **30**(5), 451–456.

参考文献

藤井 直樹 (2018). かかりつけ医が認知症・MCIを診る 第2版　日本医事新報社

後藤 雅博 (1998). 家族教室のすすめ方—心理教育的アプローチによる家族援助の実際　金剛出版

小海宏之 (2019). 神経心理学的アセスメント・ハンドブック 第2版　金剛出版

黒川由紀子 (2005). 回想法—高齢者の心理療法　誠信書房

黒川由紀子・扇澤史子（編）(2018). 認知症の心理アセスメント—はじめの一歩　医学書院

松本一生 (2006). 家族と学ぶ認知症—介護者と支援者のためのガイドブック　金剛出版

日本神経学会 (2017). 認知症疾患診療ガイドライン2017　医学書院

認知症介護研究・研修大府センター (2018). 若年性認知症ハンドブック〈http://y-ninchisyotel.net/wp-content/uploads/o30_jyakubook.pdf〉(2020年10月19日確認）

野村豊子（編）(2011). Q&Aでわかる回想法ハンドブック—「よい聴き手」であり続けるために　中央法規出版

小澤　勲・黒川由紀子（編著）(2006). 認知症と診断されたあなたへ　医学書院

六角僚子・種市ひろみ・本間　昭（監修）(2018). 認知症のある患者さんのアセスメントとケア　ナツメ社

佐藤眞一 (2018). 認知症の人の心の中はどうなっているのか？　光文社

鈴木亮子 (2012). ホームドクターと連携するための報告書の心得　小海宏之・若松直樹（編）高齢者こころのケアの実践 上巻—認知症ケアのための心理アセスメント　創元社　pp.103–110.

鈴木亮子 (2015). 家族との連携　本城秀次（監修）心理臨床における多職種との連携と協働—つなぎ手としての心理

士をめざして　岩崎学術出版社　pp.159–171.
渡辺俊之（2005）．介護者と家族の心のケア　金剛出版

7

アルコール・薬物

◉はじめに――アルコール・薬物問題の影響

アルコール・薬物などの物質関連障害は慢性，進行性の障害である。その影響は生活のあらゆる面におよび，最終的にはすべてを失う病といわれている。

物質関連障害に陥ると，その物質を手に入れること，摂取することの優先順位が，その人の生活の中で次第に上がっていく。会社，学校，家庭の中で担うべき役割を果たすことができなくなり，さまざまな場面で失敗を繰り返す。その結果，業務に支障をきたして失職したり，学生生活を続けられなくなったりする。家庭でも，夫婦の信頼関係が失われて離婚問題が生じたり，子どもの養育が困難，不適切になったりして，家庭は崩壊する。

体の健康も失われる。アルコール・薬物といった物質の長期にわたる過剰摂取は，全身の臓器・器官にダメージを与え，消化器障害，糖尿病，がん，認知症など，さまざまな病気を引き起こす。病気の原因となるだけでなく，もともと罹っている病気を悪化させるという面も見逃せない。いずれであっても体に悪影響を与えている物質を使い続けると，その病気は進行・悪化し，やがては命に危険が及ぶ。

物質関連障害では臓器・器官の病気が進んで命を落とすことが珍しくないのだが，体の病気だけではなく，物質使用中の事故等でけがを負ったり，死亡したりする。アルコールや薬物使用中の自動車事故は時に紙面を賑わすが，この場合は，本人だけでなく，周囲の人の命や健康も奪うので大きな社会的問題になる。自動車事故だけではない。高所から転落する，川や線路に落ちる，道路などの危険な場所で寝る，嘔吐して吐物をつまらせるといったことなどで負傷する，あるいは死んでしまう。このような事例に接すると事故なのか自殺なのかわからないと感じる時もある。積極的に死ぬ意志はないかもしれないが，このままどうなってもよいと自分で自分の身を守ることを放棄した中で，そのような「事故」が起きる場合も少なくない。明確に意図した自殺も生じる。

このようにアルコール・薬物といった問題は多岐にわたる影響を及ぼし，進行が止められない場合は深刻な結果が生じる。医師であれ，心の専門家であれ，ソーシャル・ワーカーや看護師，保健師，栄養士などといったその他の専門職であれ，ある一つの分野の専門家のみで対処できるものではない。さまざまな分野の専門家が連携し，協働しなくてはならない。本章ではアルコール・薬物といった物質関連障害に陥った人への支援について，特に心の専門家である心理専門職が知っておくべき基本的知識について述べる。

◉アルコール・薬物問題の患者さんたち

(1) アルコール・薬物問題を表す用語について

本章で述べるアルコール・薬物の問題を表す用語としては，物質関連問題・物質関連障害の他，物質使用障害，依存（症），乱用，嗜癖（アディクション）などいくつかの言葉がある。ICD-10（World Health Organization, 1992）では，「有害な使用」「依存症候群」という用語が採用されている。DSM-5（American Psychiatric Association, 2013）では，DSM-Ⅳまで採用されていた「依存」「乱用」が「物質使用障害」にまとめられ，その中で重症度分類をするようになった。ICD-10 も DSM-5 も，「行動制御の障害」（その物質を摂取したいという渇望があり，その物質を得るために非常なエネルギーが払われる，その物質を使用する量や時間を制御できないなど），「身体依存」（耐性が作られ，以前と同等の効果を得るのに必要な量が増える，物質使用の中止もしくは減量によって離脱症状が生じるなど），「社会生活の障害」（物質の使用によって社会的な役割が果たせなくなったり，対人関係で問題が生じるなど），「危険な使用」（心身に悪い影響があることを知りながら使用を続けるなど）が診断基準の項目にあげられている。注目されるのは，ICD-10 の「依存症症候群」においても，DSM-5 の「物質使用障害」においても，「身体依存」が必須とはされていない点である。つまり，アルコール・薬物の問題は進行・重症化していくと身体依存が現れるのだが，その中心は精神的な依存ということであり，心理面，行動面での関わりが重要になる。医療の現場においても，身体面の障害（身体依存や後述するような中毒状態を含む）がなくとも，生活の中に困難が生じていれば援助の対象となるのである。

なお，物質関連障害には中毒も含まれる。中毒は，ある物質が身体が許容できる量を越えて体内に入った結果，身体に障害が表れた状態を指す。処置としては，その物質によって身体に不可逆的な影響が出る前に解毒すること（体内に入った有害物質を排出すること）が重要であり，遅れると後遺症が残ったり，死に至る場合もある。

(2) 生きるための物質使用（行動）から物質使用（行動）のために生きるに

> 私たちは，仕事で成績を上げるために飲んで，仕事を失った。／お金を儲けるために飲んで，お金を失った。／友と仲良くやるために飲んで，友を失った。／人に好かれるために飲んで，誰からも相手にされなくなった。／家族を喜ばせるために飲んで，家族を失った。／生活をよくするために飲んで，生活が破綻した。／生きるために飲んで，生きられなくなった。

これは，アルコール依存症の人が，自分と自分の周りにいる同じ病をもつ仲間のことを述べたものである。アルコール依存症の人たちにとって，アルコールは，はじめ仕事のため，お金のため，人とうまくやるため，生活を充実させるため，生きるためのものだった。それがいつの間にか，その妨げになってしまっているのである。

仕事の取り引き先との関係を円滑なものにするのに酒席を設けること，仲間や友人と親睦を深めるためにお酒を共に飲むこと，それらは多くの人が日常的に行っていることである。ストレスを発散させるため，あるいは寂しさや不安を紛らわすためにお酒を飲む，そういうこともある。このようにお酒を飲む人たちがすべてアルコール依存症になるわけではない。わが国では，お酒を飲めることをもって一人前の社会人とみなすというような風潮もある。

私たちは日常の生活を円滑にするためにアルコール以外のものもいろいろと使う。カフェイン（コーヒー，お茶）やニコチン（煙草），甘味料，その他の物質。物質ではなく，行為を支えにする人もいる。種々の運動や趣味，ゲーム，ギャンブル，性行為，スリルを味わうなどである。さらに私たちは人との関係も使う。気の合う仲間，尊敬する人との交流，家族や恋人とのつながり，そういったものに支えられて（頼って，または依存して），日々の生活を送っている。場合によっては，違法薬物や万引きや放火といった犯罪行為になる場合もある。いずれにしても私たちは何かに頼って（依存して）生きているのであり，何にも依存しないで生きている人はいない。そもそも私たちは生理的早産として，一人では生きられない状態で生まれてくる。新生児にとっては，周囲への依存が生命の維持に直結する。成長するにつれて受動的に世話をされるだけの存在ではなくなり，自分から能動的，積極的に外界や他者に関わるようになる。そして，上述したようなさまざまな物質，行為，人間関係を使って，何かを成しとげたり，ストレスや不安を和らげたりして日々の生活を営むのだが，このような依存は生涯続くのである。

したがって，何かに依存するということ自体は決して病的なことではない。依存がなければ私たちは生きていられないのである。しかし，病的な依存，つまり物質関連障害に陥る人たちは，生きるための依存が，依存のために生きることになってしまう。つまり，アルコールや薬物などの依存物質を入手するため，摂取するために自分の時間のほとんどを使い，その人個人の人生は失われてしまうのである。このプロセスをもう少し細かくみてみよう。

(3) アルコール・薬物関連障害においては自分で何とかしようという姿勢が失われる

私たちはさまざまな物質，行為，人間関係に頼って（依存して）日々の生活を営んでいると述べたのだが，それはすべてを依存に頼って自分は何もしないということではない。私たちは依存を利用して生活を営んでいるのである。つまり，仕事で取引先との酒席を設けるにしても，酒席を設けて終わりではない。酒席を設けつつ，コミュニケーションをとって仕事の話を進めるのである。ストレスや不安を依存によって紛らわしたり，一時的に忘れたりする場合も同様である。依存によってストレスや不安のもととなったことが解決するわけではない。依存によって気分をリフレッシュさせたり，エネルギーを回復したりして，日々の生活をまた営むのである。そこでは依存によって，その人が生活を営む力が増大している。

ところが，依存症者ではこれが逆になる。依存することによってエネルギーや気力が養われるのではなく，依存すればするほど自分で何とかしていこうとするエネルギーや気力は奪われる。依存することによって，日々の生活をしていく力は増大するのではなく，育たなくなる。日々の生活やその中で生じる問題に向き合うのではなく，向き合わなくなる。向き合わないでいると，日々の生活や問題はより強大で苦痛なものに映り，ますます向き合うのが困難になる。そして，向き合わないために依存が求められる。このような悪循環が進み，依存症の状態では，日々の生活を自分で何とかしようという姿勢は奪われ，ただ依存をするだけの生活になっていくのである。

筆者は，ある程度断酒を達成することができた依存症者が，「依存症のまっただ中にいた時は飲む以外のことは何もできなかった。断酒した今は，飲むことはできないけど，それ以外は何でもできる」と話すのを聞いたことがある。「何でもできる」というのはいささか大げさだが，依存にはまって何もできなかった時のことを思えば，こう言いたくなるのももっともである。

◉アルコール・薬物問題からの回復と心の専門家の役割

(1) アルコール・薬物問題治療の入り口

アルコール・薬物問題の援助においては，問題の中心にある精神依存（つまりやめたくてもやめられないという問題）の治療に取りかかることができるかどうかが重要である。彼らがはじめから精神依存治療の場に登場することは少ない。たいていの場合は会社の健康診断で引っかかって身体科を受診したり，けがをして病院に運び込まれたり，中毒性精神病で精神科救急にかかったり，このようなことが多い。このような場で精神依存について説明を受け，その治療へと進むことができるとよいのだが，まだそのような流れはできていない。医療機関や職域，地域で早期に介入し，依存症の治療へとつなげる工夫が開発されているところである（たとえば，杠，2016; 高瀬ら，2015 など)。

また，身体依存がある場合は，まずはその治療（解毒，および離脱症状に対する治療）が行われるのだが，それは薬物渇望期と呼ばれる治療初期の要所である。焦燥感が高まり，易刺激的，易怒的になる，威嚇的暴力的な態度をとる，さまざまなことを理由に唐突な要求をしてくるなど，問題行動が生じる。成瀬（2017）は，「この時期を越えると，別人のように落ち着くことが特徴」であり，この時期の特徴を理解し，「この時期を安全に乗り切ることは，依存症の入院治療にとって極めて重要である」と述べている。このような時期に援助者が一貫して支持的に関われるかどうかは，その後の治療関係を大きく左右する。心の専門家もこの時期の特徴を十分に理解していなくてはならない。

なお，依存症者の違法薬物使用について，松本（2017）は医療機関には通報の義務はないとし，医療者も一市民として犯罪を告発することはあるだろうが，「その場合には専門資格をもつ援助職の立場を放棄したことを自覚しておく必要がある」と述べている。

(2) 依存症治療の場で

1) 依存症であることを認める　さて，身体科から，または救急の場から紹介されて依存症治療の場にやってきたとしても，その治療にスムーズには入れるわけではない。アルコール・薬物は「否認の病」といわれる。アルコールや薬物の問題があること，それをコントロールできないことを認められず，「やめる必要はない」「やめようと思えばいつでもやめられる」と言ったり，「今回失敗したのは○○だったから」と理由づけをしたりするのである。これらの否認は次のように考えることができる。

依存症者にとって，依存は何かを成しとげるための唯一の方法，または苦痛を緩和するための唯一のものなのである。依存症であることを認めること，すなわち，コントロールできないことを認めることは，それを手放さなければいけないことを意味する。しかし，それしか苦痛から逃れる方法を知らない依存症者にとっては，それはとても恐ろしいことであり，「周りに何一つ見えない広大な大海原にポツンと一人取り残されるようなもの」（あるクライエントの言葉）なのである。したがって依存症と認めることに激しく抵抗することは当然なのである。

そこでまずは治療の目標を話し合うことになる。違法薬物や犯罪行為などの場合は，それを止めることを目標にせざるをえないが，そうでない場合は，柔軟に本人の望むところから，そしてできるところからでよいだろう。やめる必要がないと言うならやめないでしばらく様子を見ればよい。その結果問題が生じないのであれば，病的な依存ではなかったということであろう。病的な依存がある場合は，早晩何かしらの問題が生じる。

> われわれはアルコールに対して無力であり，生きていくことがどうにもならなくなったことを認めた

これはアルコール依存症の自助グループであるアルコホリクス・アノニマス（AA）が，最初のステップとしてあげていることである（AA 日本出版局，1982）。問題を否認したい依存症者にとって，この無力を認めることは非常に難しい，恐ろしいことである。敗北のようにも感じられる。しかし，彼らのステップは，「われわれは自分より偉大な力が，われわれを正気に戻してくれると信じるようになった」と続く。一方で見守り，支えてくれる「偉大な力」があるのである。「偉大な力」というのは宗教的なニュアンスがあるが，次のように考えてもよいだろう。

ある依存症者は自分の依存症をなかなか認められないでいた。依存症であることを認め，それを手放すのが恐ろしかったのである。しかし，一方ではこのまま依存を続けていては自分の将来がないこともわかっていた。そこで彼は医療機関で行われている依存症者の集まりに参加し，自分は話さないものの，そして依存行為は続けてはいるものの，同じ病をもつ人たちの話を聞くようになった。話を聞いているうちに彼の依存行為は頻度，量ともに次第に少なくなり，ある時ついに彼は依存を断つ決心をし，それを実行した。彼は，「話を聞いているうちにやめてもいいんじゃないか，自分もやめられるんじゃないかという気になった」と述べた。彼の場合は「偉大な力」は出てこなかったが，「無力を認める」だけでなく，「やめても大丈夫では」という感覚が生まれてきたのである。これは自分に対する肯定感，信頼感の回復である。AA では，先にグループに参加している人たちのことを「先行く仲間」と呼ぶ。グループの中では数々の失敗が話されるのだが，その話について「先行く仲間」は決して蔑んだり，バカにしたりしない。優しく聞いてくれる。というのもたいていは自分にも身に覚えがあり，自分を重ねて懐かしく，愛しく思っているからである。そのような「先行く仲間」が見守ってくれるのであり，大海原に一人ではないことに気づくのである。

2）自分で何とかしようという姿勢，自分にもできることがあるという感覚の回復

> 神様　私にお与え下さい／自分に変えられないものを受け入れる落ち着きを／変えられるものは変えてゆく勇気を／そして二つのものを見わける賢さを

これは AA で，よく唱えられている「平安の祈り」と呼ばれる祈りである（AA 日本出版局，1982）。依存症は進行するにつれて，変えられること（できること）がどんどん減っていく病気であり，この祈りはそのような何も変えられないという状態に陥った人にとって大きな意味をもつ。依存症者は現状を少しでもよいものに変えようと頑張る。ありのままの自分でいてはいけない，弱い自分を克服し，もっと向上しなければいけないのである。しかし，病が進むにつ

れて変えられること（できること）が次々になくなっていく。そういった中で何としても変えないといけないと焦り，空回りをする。そのような依存症者に対して，この祈りは，変えられないものを無理して変えなくてよい，変えられるものだけを変えればよいと伝えているのである。これは自分を追い込んでいた依存症者にとって大きな助けになるものであるが，簡単には信じられない，怖いものである。彼らはそんなことが許されるのか，そんなことをしたら自分は周りから総スカンを食らって，誰からも相手にされなくなるのではないかと恐れる。このような人に対する一番の薬は「先行く仲間」である。一歩先を進んで，変えられるものを変えるだけでよいこと，変えられないものは無理をして変えなくても大丈夫なことを「先行く仲間」は体現しているのである。そして変えられるものを変える，変えられないものは受け入れるといったことができるようになるにつれ，自分は何もできることがない，ただ依存をするしかないといった絶望は和らいでいき，自分で何とかしようという姿勢，自分にもできることがあるという感覚が回復してくるのである。

アルコール・薬物問題の治療においては，このような「先行く仲間」の存在が重要であり，それゆえに集団治療が重視されている。多くの依存症者はその中で回復していく。既に述べてきたようにアルコール・薬物依存症は慢性・進行性の病であり，最終的には仕事も家族も体の健康もすべてを失う。その中で周囲との関係は壊れ，不信感が増す。すべてのことに絶望し，自暴自棄になる。このように病が相当に進んだ状態になっても，「先行く仲間」に出会い，それまでの病が進行する道から回復の方向へと舵を切る人は少なくない。しかし，中には集団の治療だけでは不十分で，個別の対応が必要になるケースもある。回復へと向かうことができるかどうかは，どこまで依存が進行しているか，つまり依存症としての重症度だけでは決まらないように思う。上に述べたような不信感，絶望，自暴自棄といったものが依存症の進行によるものだけでなく，もともとそのような面をもっていた人たち，トラウマや発達的な問題をかかえている人たち，このような人たちは，たとえ病の進行が少なくても集団治療にうまく入れなかったり，回復のプロセスがなかなか安定しなかったりすることがある。筆者はこのような場合こそ，心の専門家である心理専門職が果たすべき役割があると考える。その時のアプローチは，心理力動的な心理療法，認知行動療法，家族療法などなど，種々のものが考えられる。紙幅の都合から，ここでその具体的な対応にまで触れることはできないが，それは結局のところ，土居（1992）や成田（2007）が述べたような基本をしっかりと実践していくことになる。基本は決して初歩の出発点ではない。ずっと続く心理臨床実践の土台となる重要な根幹なのである（高橋，2016）。

なお，アルコール・薬物問題からの回復には，再発，つまり依存物質の再使用（スリップ）がつきものなのだが，それは決して失敗ではない。むしろ，どういうことでスリップしたのか，どうするとよかったのか，自分についての理解を深め，治療を一歩先へと進めるチャンスなのである。スリップを放置して大事故にしてしまうのではなく，再び回復の道に戻ること，つまり，「先行く仲間」や治療者のところに報告にいくことが重要である。スリップをしないということはできないこと（変えられないもの）であり，そういうできないことは目指さなくてよいのである。仲間や治療者に報告にいくこと，それができること（変えられるもの）であり，そのように行動する勇気が求められる。その勇気は，スリップを失敗として責めたてるのではなく，あって当然のことと理解してくれる仲間や治療者との関係の中でわいてくるのである。

◉おわりに

アルコール・薬物問題は，家族を巻き込み，家族に対しても大きな影響を与える。本章では家族の問題まで取り上げることはできなかった。しかし，アルコール・薬物問題からの回復において，家族へのアプローチは必須である。家族が適切な形で関われないと，家族がなんとかしようと思ってすることが，逆に依存症者を追いつめてしまったり，家族の努力が実は問題の先送りになってしまったりするからである。これらの家族の問題の理解，対応には，森岡（1994），スミスとメイヤーズ（Smith & Meyers, 2004）などが参考になるだろう。また，多職種および他機関との連携についても述べることができなかった。しかし連携については，ソーシャル・ワーカーが専門であり，ソーシャル・ワーカーに委ねたい。私たちは心の専門家としての専門性と独自性をさらに探求していきたい。

引用文献

AA日本出版局（訳編）（1982）．十二のステップと十二の伝統　AA日本ゼネラルサービスオフィス

American Psychiatric Association（2013）. *Diagnostic and statistical manual of mental disorders*（5th ed.）.Washington, DC: American Psychiatric Publishing.（日本精神神経学会（日本語版用語監修）髙橋三郎・大野　裕（監訳）（2014）．DSM-5―精神疾患の診断・統計マニュアル　医学書院）

土居健郎（1992）．新訂 方法としての面接　医学書院

松本俊彦（2017）．専門医でなくてもできる薬物依存症治療―アディクションの対義語としてのコネクション　精神科治療学, **32**(11), 1405–1412.

森岡　洋（1994）．アルコール依存症―家族に贈る「回復の法則」25　アスク・ヒューマン・ケア

成田善弘（2007）．新訂増補 精神療法の第一歩　金剛出版

成瀬暢也（2017）．精神科救急でもできる薬物乱用・依存への介入―相模原事件を受けて　精神科治療学, **32**(11), 1413–1419.

Smith, J. E., & Meyers, R. J.（2004）. *Motivating substance abusers to enter treatment.* The Guilford Press.（境　泉洋・原井宏明・杉山雅彦（監訳）（2012）．CRAFT―依存症患者への治療動機づけ　金剛出版）

髙橋蔵人（2016）．こころの「病」と心理療法　渡辺雄三・山田　勝・髙橋蔵人・石黒直生（編）クライエントと臨床心理士　金剛出版　pp.66–87.

髙瀬幸次郎・猪野亜郎・片岡千都子（編）（2015）．アルコール救急多機関連携マニュアル　三重県健康福祉部

World Health Organization（1992）. *The ICD-10 classification of mental and behavioral disorders, clinical description and diagnostic guidelines.* WHO.（融　道男・中根充文・小見山実（訳）（1993）．ICD-10―精神障害及び行動の障害 臨床記述と診断ガイドライン　医学書院）

杠　岳文（2016）．アルコール使用障害の早期介入プログラム―HAPPY　精神療法, **42**(6), 865–873.

8 緩和ケア

◉「緩和ケア」とは

緩和ケアは，かつて「ホスピスケア」「ターミナルケア」という言葉を用いて，死にゆく病人に対するケアを意味していた。その中にがんで亡くなる患者が含まれ，キューブラー・ロス（1969）はがん患者の診断から死を迎えるまでの精神的な動きや特徴について研究した。その後医療の発展と共にがんは治癒や長期生存が可能な人も多い病となっていったことで，緩和ケアは診断後早期の段階から患者が亡くなった後の遺族ケアまで，幅広く，心身のさまざまな苦痛（全人的苦痛）を緩和することを示すようになった。

世界保健機関（WHO）の定義（2002年）によると，「緩和ケアとは，生命を脅かす病に関連する問題に直面している患者とその家族のQOLを，痛みやその他の身体的・心理社会的・スピリチュアルな問題を早期に見出し的確に評価を行い対応することで，苦痛を予防し和らげることを通して向上させるアプローチ」である（日本ホスピス緩和ケア協会，2018）。どういうことかというと，「①痛みやその他のつらい症状を和らげる」「②生命を肯定し，死にゆくことを自然な過程と捉える」「③死を早めようとしたり遅らせせようとしたりするものではない」「④心理的およびスピリチュアルなケアを含む」「⑤患者が最期までできる限り能動的に生きられるように支援する体制を提供する」「⑥患者の病の間も死別後も，家族が対処していけるように支援する体制を提供する」「⑦患者と家族のニーズに応えるためにチームアプローチを活用し，必要に応じて死別後のカウンセリングも行う」「⑧ QOLを高め，病の経過にも良い影響を及ぼす可能性がある」「⑨病の早い時期から化学療法や放射線療法などの生存期間の延長を意図して行われる治療と組み合わせて適応でき，つらい合併症をよりよく理解し対処するための精査も含む」と説明されている。包括的がん医療モデルとそれぞれの時期に生じる心理社会的問題を図Ⅱ-8-1に示す。抗がん治療と緩和ケアの割合が時期により変動しながらも併用されること，そして患者が亡くなった後も遺族ケアとして続くことが理解できるだろう。心理職は，早期からの緩和ケアの一端を担うものであり，「緩和ケアチーム」「緩和ケア病棟」での働きの他，「がんサロン」や「心理面接」を通して患者家族に援助を行うことになる。

WHOが定義をしているものの，「緩和ケア」は医療の現場で多義的に用いられている（岸本，2015）。

総合病院では「緩和ケアチーム」「緩和ケア病棟」というように，「緩和ケア」を担う「チーム（人）」や「場所」を意味することが多いだろう。また症状を「緩和」するという意味で「緩和ケア」という言葉を日頃の診療やケアの中で使うこともある。一般の人の意識については，「がん対策に関する世論調査」（内閣府，2017）において，「緩和ケアを開始すべき時期」は，「がん

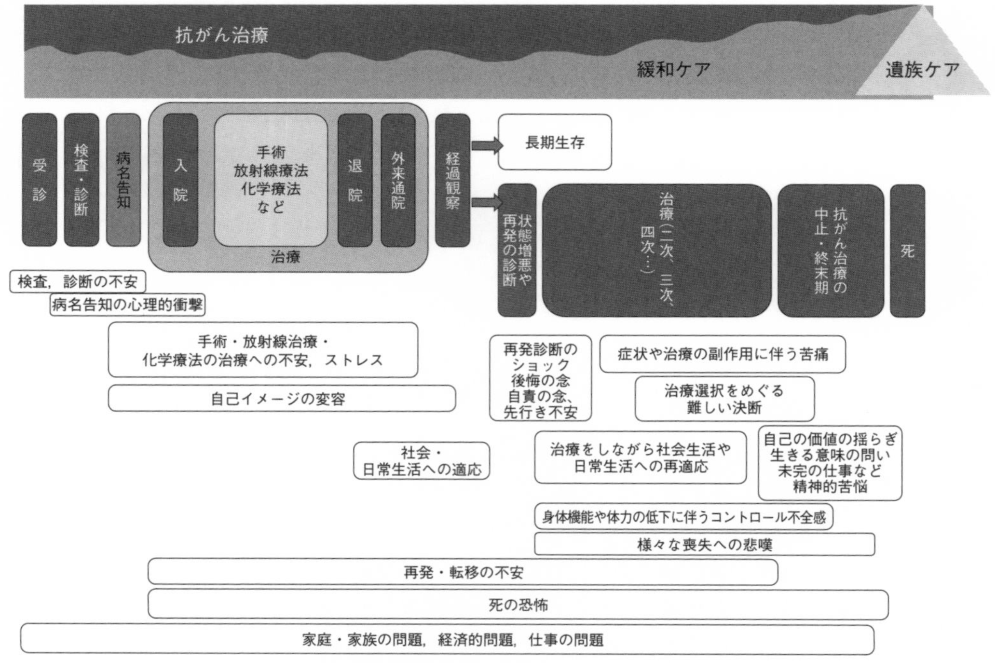

図Ⅱ-8-1　がんの経過に伴うつらさ（栗原（2012）を参考に筆者作成）

の治療が始まったときから（20.5％）」「がんが治る見込みが なくなったときから（16.2％）」とばらつきがあり，不吉な言葉と受け取っている人もいることだろう。さらにいえば，WHO の定義はがんに限定したものではなく，生命にかかわるすべての病を包含するものであり，慢性心不全等がん以外の疾患の緩和ケアの必要性も強調されている（循環器疾患の患者に対する緩和ケア提供体制のあり方に関するワーキンググループ，2018）。本章ではこれまでがんをモデルとして緩和ケアが推進されてきた現状を鑑みて，がんについて述べることとする。

(1) 日本におけるがん

がんは，日本で昭和 56（1981）年より死因の第 1 位となっており，生涯のうちに約 2 人に 1 人ががんに罹ると推計されていることは周知のとおりである。がん患者の増加を受け，がん対策基本法が施行され（2007 年），がん対策推進基本計画にのっとって，全国でがん診療連携拠点病院（以下，拠点病院）が指定され，拠点病院で緩和ケアチームが立ち上がり，がん相談支援センターが配置され，緩和ケア病棟が増加した。2008 年の拠点病院の要件で緩和ケアチームに「医療心理に携わる者」も配置が望ましいと記述されたことで総合病院で緩和ケアに携わる心理職が増えるきっかけになった。ただし，心理職が何をするかを規定するものはなく，心理職の役割や働き・所属は病院によってさまざまである。

がん患者の精神的側面についての研究・治療については，サイコオンコロジー（Psycho-Oncology）学会を参照されたい。サイコオンコロジーは「心」の研究を行う精神医学・心理学（サイコロジー＝Psychology）と「がん」の研究をする腫瘍学（オンコロジー＝Oncology）を組み合わせた造語で「精神腫瘍学」と訳され，1980 年代に確立した新しい学問である。

(2) 緩和ケアの対象者

1) 患者 年齢や発達段階によって必要なサポートが異なる（笠井，2013）。小児がん（一般的に0～14歳）は小児の病死原因の第1位である。またAYA世代（adolescent and young adult，15歳から30代を指すことが多い）は恋愛，進学，就職，結婚，子育てなど多くの人生の岐路を迎える年代で，悩み深いが同年代のがん体験者は少ないために孤独感をもつ人が多く，仲間との出会いやサポートの必要性が強調されている（清水，2017）。成人については，ライフステージによって困難に感じる内容が異なる。

2) 家族・パートナー 「第二の患者」といわれる。患者の年齢によって家族である子どもが未成年の場合もあるが，患者とその配偶者は治療や生活のことで精一杯で，子どもへのケアが手薄になっていることがある。家族が大人であるか子どもであるかで必要な情報，伝え方，考慮すべき点が異なり，現在ではがんの親をもつ子どもへの支援プログラムが国内でいくつか紹介されている[1)]。家族内の役割の変更，病気に気づかなかった自責，無力感，予期悲嘆，経済的不安など（加藤，2013），家族には家族の苦悩があるが，「患者本人が一番辛いのに」と苦悩や予期悲嘆を抱えている場合があるので注意が必要である。

3) 遺族 配偶者や子ども・親を始めとした大切な人との死別体験は非常に大きな痛手で，強い悲嘆に苦しむ人は少なくない。緩和ケア病棟では遺族会が定期的に開かれ，グリーフケアの場となっている。遺族へのカウンセリングに関して「遺族外来」等標榜しているところはまだ少なく，心理職は通常の外来の中で実施していることが多いだろう。

◉身体を病むという体験・苦痛

(1) 患者の苦痛とは（全人的苦痛）

がん患者のもつ苦痛には，身体的，社会的，心理的，スピリチュアルという種類があるといわれ，すべてを含めてトータルペイン（全人的苦痛）と呼ばれている（図Ⅱ-8-2）。これらはばらばらの切片ではなく重なり合い，互いに影響しあう。たとえば，身体的な疼痛の強さは，家族がそばに居る時に軽減し，心配事を抱えている時に増強するといった現象は誰にも想像できるのではないだろうか。

(2) がんと過ごす道のりに伴うつらさ

がんに罹患後，時期によって抱える心理社会的問題がある（図Ⅱ-8-1）。図示されているように，その時期特有のつらさもあれば，継続的に続くものもあり，いつも複数の問題が同時進行している。

1) 受診から診断 「がん」告知の衝撃を受け，感覚麻痺，絶望，怒り，自責の念など強い感情にさらされる。短い期間に適切な治療について意思決定を迫られることもある。

---

1) CLIMBプログラム（がんの親をもつ子どものサポートグループ），バタフライ・プログラム（親が終末期の子どもと親のプログラム），いずれもHopeTreeのホームページと2019年のHopeTreeワークショップ資料を参照。

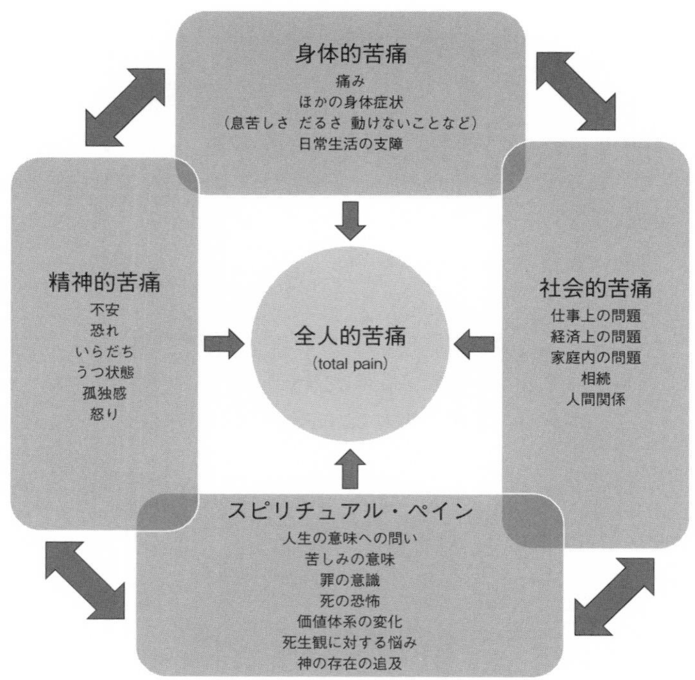

図Ⅱ-8-2　全人的苦痛（淀川キリスト教病院（2001）より，一部改変）

2）治療開始　症状や治療のつらさに苦しんだり，先行きに不安をもつこともある。一方で治療が開始されたことによる安堵感を示す人も多い。社会生活を一旦休止させて治療に集中する時期になることもある。

3）治療後の療養の時期　治療を乗り切った達成感をもつ。治療後の生活への適応，病前の自分との折り合いが課題になることも多い。通院の間隔が長くなり，そのことでより不安定になることもある。再発・転移の不安を抱えているが，家族・医療者を始めとした周囲はその複雑な心持を理解できず，患者と周囲の気持ちにすれ違いが生まれやすい時期でもある。

4）再発や別のがんが判明し，再度治療を受ける時期　診断時や治療中の心身のつらさが再現される。初発の時よりも打撃が大きいと感じる人が多い。先行きについて不安が強まる。

5）症状緩和が中心の時期　積極的治療を終えることへのさまざまな思いがある。病院や主治医に見捨てられる／見捨てられたと感じることもある。身体症状の悪化の不安，死の恐怖や生きているつらさが語られることもある。家族への支援が必要となることもある。

◉緩和ケア領域の特徴

(1) 多くの職種が心のケアに関与している

上記の基本計画や早期からの緩和ケアという考えに沿って，総合病院では多くの職種・部署ががん患者・家族の相談に応じている。がん患者カウンセリングを行う専門的な知識をもつ認定看護師，疼痛に医療用麻薬を使用する場合面談を行う薬剤師，栄養士，社会資源に対応する医療ソーシャルワーカー，よろず相談を受けるがん相談支援センターなどである。どんな相談にも不安や心配はつきものであるから，いずれもそれぞれの専門性を活かして心のケアをしているといってよく，各々の役割は「分担」というよりもかなり重複する部分を含んでいる。

したがって，心理職に紹介された場合でも，他職種が対応する方が適切な場合には適した人へ紹介し，面接を継続するかどうかは患者家族のニーズを診て，相談の上決定していく。重要なのは患者家族の困りごとに真摯に対応し，需要と供給をつないでいくという姿勢である。

(2)　患者に出会う前に準備が必要である

がんは多様な病名，病態をもち，その時期によって患者に起こっていることもさまざまである。患者に十分に語るだけの体力がない場合もある。そのため，実際に患者家族に会う前に，カルテから情報を収集する必要がある。診断に至った経緯，治療の内容や副作用，病状説明などの際に家族は登場しているか，どのように意思決定してきたかなど，カルテから情報を拾って患者が今何に困っているのか，どんな状況にある人なのか，自分なりに想像する。加えて，依頼主や関わりのあるスタッフに患者のことを尋ねると共に，依頼の理由や目的についても聞き，誰が何に困っているのかを考えておく。困っているのが患者自身とは限らず，患者と家族，患者とスタッフ，或いは家族とスタッフなど関係性の問題の場合もあるからである。得た情報と想像から，面接に適した場所や時間帯，時間の長さなどについて検討しておく。実際に会う際にはできるだけ先入観にとらわれないよう，ニュートラルな心構えで臨む。

(3)　適切な面接の場所・時間・頻度を設定する

外来患者であれば個室に案内するが，入院患者の場合，どうだろうか。個室の場合はそのまま病室でよいが，大部屋の場合，ベッドサイド，面談室等個室，デイルームなどオープンスペースが想定される。面接場所の選定には，患者の身体的状態のほかに，語る内容の深さ，関係性とも関連することを念頭に置いておく。また一回の時間や頻度については，岸本（2004）を参考に考えられたい。枠組みを設定しておくことも，枠組みをより適切な形に組みかえる柔軟さも，両方が大切である。

(4)　面接への意欲が乏しい人が多い

身体科全般にいえることだが，多くは医療者や家族など他者に勧められて心理職に出会っており，また過去に相談歴・受診歴のない人が大半である。自分がおかしいと思われたのではないかという傷つきを隠して拒否したり心理職に怒りを向けることもある。誤解を解きながら，現在困りごとがないか，対応でき・すべきことがないかを探り，前述のように適切な専門家に紹介したり，心理職がどの部分に支援できるかを説明するといった丁寧な対応が，面接の継続や必要時の来談につながるし，医療者側への信頼感の基盤になる。

◉心理職が活動する場所での事例——患者家族に関わる「器」

心理職が患者家族と関わる際，心理面接用の個室に来談してもらうのは何割かに過ぎず，病棟や病室などにこちらが出向いて会うことの方が圧倒的に多い。しかも「心理面接」前提でない出会いに始まることが多いのも，特徴的かもしれない。

以下に五つの「場所」をあげ，それぞれに事例を示す。事例はこれまでの複数の患者家族の特徴を組み合わせた架空の事例である。心理職はCP（Clinical Psychologist）と略した。

(1) 緩和ケアチーム

緩和ケアチームは一般病棟の中で緩和ケアの専門的なコンサルテーションを行う多職種によるチームである。メンバーは身体科医師，精神科医師，看護師，薬剤師，理学療法士などリハビリテーション，栄養士，医療ソーシャルワーカー，CPなどが参加し，定期的なカンファレンスや回診を通して心身の症状の緩和が必要な患者についてコンサルテーションを行う。CPは患者の心理状態やかかわり方について述べたり，必要があれば直接介入していく。

事例1：A（70代　男性　腎がん）は疼痛コントロールと食欲不振を主訴として緩和ケアチームに依頼があった。チーム回診の際，Aはいかにも不安が強そうな様子で非常に詳細な痛みの訴えをしたので，薬剤による治療と共に，CPが定期的に訪室することになった。Aは疼痛の不安だけでなく，1年前に両親を看取り，これから夫婦で旅行に行こうと計画していた中で病気がみつかった悔しさや妻への申し訳ない気持ちを語る中で，妻の手料理ならば食べようと思えるようになった。疼痛はゼロにはならなかったが「これくらいなら」と頓服で対応できると語り，自宅退院し面接は終結となった。

(2) 緩和ケア病棟

緩和ケア病棟は，入院治療での苦痛・症状の緩和を必要とする，がんやAIDSの患者が入院する病棟である。看取りまで入院する人だけでなく，症状が緩和して自宅や施設に退院していくことも少なくない。緩和ケア病棟では抗がん治療はせず，苦痛を取り除きながら，その人らしい時間を過ごせることに主眼を置いている。CPは心理的サポートを担うが，その形式は病棟，CPによって異なる。例をあげれば，医師の回診に同行したり，看護師に介入を提案された場合に訪室する，イベントで共に関わる，或いは全患者家族に自己紹介して介入を希望するか尋ねるなどである。

事例2：B（50代　女性　子宮体がん）は緩和ケア病棟に来て最初は環境の変化に戸惑っていたが，看護師が熱心に関わったこともあって次第になじんだ。一方で病状は進み，がんによる疼痛や腹水による腹部の張りに，薬剤や腹水を抜く処置により対応し，自覚症状はコントロールされたがBの痩せは進んでいった。付き添っている夫の様子がおかしいと気づいた看護師の依頼でCPが夫と面接したところ，「覚悟していたつもりだったが，いざBの身体が衰弱していく姿を見るとつらくて夜も眠れず，心の準備ができていない」と涙した。CPはBが亡くなるまで夫と面接を継続し，夫の悲嘆に対応した。

(3) がんサロンなど患者家族の集まり

当事者の集まりは自助グループ（高松，2004）やサポートグループ（高松，2009）といわれ，同じ体験をした人たちによる相互援助が中心となる集まりである。病院で開催される場合は医療者がスタッフとして関わるが，当事者同士のかかわりは温かくも力強い。グループの形式によってCPの役割は異なり，医療者主体であれば場のファシリテーションを行うし，患者主体であればその場に居ることが主な役割となる。いずれにせよ，CPは参加者が互いに支えあう力を削ぐことなく，必要時には関われるというような距離感をもちながら居ることが望ましい。

事例3：C（50代　女性　乳がん）はサロン会でCPと顔見知りであった。ある時，心理面接を希望し，主治医の了承を得て3回面接を行った。主訴は心因性のめまいで，ストレス対処法について，Cなりのやり方を見出し面接は終結した。その後もサロン会には参加しているが，面接再開の希望は聞かれていない。数年たった頃，Cはサロン会の中で「今もつらい時はあるのだけど，本当に困ったらCPのところへ行けると思うと，それで何だかやり過ごせてるんです」と，CPの存在がCの中に治療者として内在化しCを支えていることを語った。

(4) 心理面接

診断前から終末期の患者家族，死別後の遺族が対象となる。言語的な面接だけでなく，リラクセーションなど身体を通してこころの回復を目指すことが適切な場合も多い。

事例4：D（70代　男性　肺がん）はがん相談支援センターの相談員から家族問題と抑うつを主訴として紹介された。Dは精神的問題を抱える家族を長年にわたり支えていたが，自分のやり方に自信をもてずにいた。初回面接で語られたDの家族への対応についてCPは支持し，今はD自身の支援が必要でないかと伝えた。3回目の面接では「闘病生活に振り回されて，今までの自分のことをまったく忘れていたのに気づいた。これではいけない，と見方・考え方のスイッチが切り替わった」「ジ・エンドだと思って最後のピリオドだけをみていたけど，なるべく動ける範囲で過ごしていきたい」と，これまで生きてきたDの歴史とD自身が分断されていたのが，面接をきっかけに両者がつながり，自己が再構成され，今どう過ごすか，希望が生まれたことが語られた。

(5) カンファレンスへの出席やスタッフとの関わり

患者家族への間接的なアプローチである。カンファレンスで心理的な側面から意見を述べたり，スタッフの困りごとを聞いて，どのような関わりが適切であるかを相談しながら決めていくことも，患者家族に適切なケアがなされるための重要な支援である。

事例5：E（60代　女性　肺がん）は脳転移のため寝たきりの状態で，今後施設入所の予定であった。夫は病気の経過に不満と不信をもっていて，事あるごとに看護師に怒りをぶつけていた。主治医，病棟と退院支援部門の看護師は夫が現状を受け止めていないのではないかと考え対応に苦慮していた。受け持ち看護師の提案でCPと面接した夫は，妻への感謝の念や何をしたらよいかわからない無力感，さらには別れに向けた不安などを吐露した。CPは，①病棟看護師には，妻のケアに夫も参加できるよう積極的に働きかけること，②退院支援部門には，今後の増悪や死別に対する心の準備は進んでいるので施設入所の話を進めても大丈夫だと伝えた。その後夫とスタッフの関係は円滑となり，まもなく施設入所のため退院し，Dが亡くなった後に夫は病院にあいさつに訪れ感謝の意を伝えてくれた。

◉おわりに

病気を得ながら長期生存する人がいれば，亡くなっていく人もいる。緩和ケア領域にいると，身体と心は繋がっていること，人の数だけ個別の人生があって人生の終わり方はさまざまであることを体感し，心理的なサポートをしようと思うほどに身体の大切さを痛感するようになる。この不思議な円環は，心理偏重になりがちな心理職の見方を整えてくれるように思う。患者は身体を病む体験を通して自分を再構成する営みをしており，その人生の一時期に心理職は伴走させてもらえるときがある。心理職は伴走者という支援する立場にありながら，いのちについて患者家族からたくさんのことを教わることができる。面接の過程で教わり受け取ったものを次に出会う人との臨床の中で活かすことは，その人の一部を引き継ぎ，いのちのバトンを繋いでいくことになるのではないかと考えている。

引用文献

HopeTree ホームページ　子どものためのプログラム〈https://hope-tree.jp/program/〉（2020 年 8 月 1 日確認）

HopeTree（2019）．NPO 法人HopeTree ワークショップ 2019―子どもをもつ終末期がん患者・家族への支援“バタフライ・プログラム”を学ぶ（2019 年 3 月 2–3 日）資料

循環器疾患の患者に対する緩和ケア提供体制のあり方に関するワーキンググループ（2018）．循環器疾患の患者に対する緩和ケア提供体制のあり方について〈https://www.mhlw.go.jp/stf/shingi2/0000204785.html〉（2020 年 7 月 30 日確認）

笠井　仁（2013）．発達・ライフステージの視点　矢永由里子・小池眞規子（編）がんとエイズの心理臨床―医療にいかすこころのケア　創元社　pp.21–26.

加藤真樹子（2013）．家族・パートナー・身近な人　矢永由里子・小池眞規子（編）がんとエイズの心理臨床―医療にいかすこころのケア　創元社　pp.41–47.

岸本寛史（2004）．緩和のこころ―癌患者への心理的援助のために　誠信書房

岸本寛史（2015）．緩和ケアという物語―正しい説明という暴力　創元社

栗原幸江（2012）．再発乳がん患者の心理社会的課題へのチームアプローチ　第 25 回日本サイコオンコロジー学会総会合同シンポジウム 3　多職種チームで支える再発乳がん患者とその家族

内閣府（2017）．がん対策に関する世論調査 4．緩和ケアについて〈https://survey.gov-online.go.jp/h28/h28-gantaisaku/2-4.html〉（2020 年 9 月 3 日確認）

日本ホスピス緩和ケア協会（2018）．WHO（世界保健機関）の緩和ケアの定義（2002 年）〈https://www.hpcj.org/what/definition.html〉（2020 年 9 月 3 日確認）

清水千佳子（2017）．思春期・若年成人（AYA）世代のがんの現状と課題　小児・AYA 世代のがん医療・支援のあり方検討会資料

高松　里（2004）．セルフヘルプ・グループとサポート・グループ実施ガイド―始め方・続け方・終わり方　金剛出版

高松　里（2009）．サポート・グループの実践と展開　金剛出版

淀川キリスト教病院ホスピス（編）（2001）．緩和ケアマニュアル 改訂第 4 版　最新医学社

参考文献

緩和ケア編集委員会（編）（2005）．がんを生きる人への心理社会的ケア―困難な状況の理解と対応　緩和ケア, **22**.

小川朝生・内富庸介（編）（2010）．精神腫瘍学ポケットガイド―これだけは知っておきたいがん医療における心のケア　財団法人医療研修推進財団

Saunders, C. M.（1967）. *The management of terminal illness.* New York: Hospital Medicine Publications.

スピーゲル, D.・クラッセン, C.（著）朝倉隆司・田中祥子（監訳）（2003）．がん患者と家族のためのサポートグループ　医学書院

高橋規子・小森康永（2012）．終末期と言葉―ナラティヴ／当事者　金剛出版

上田麻美（2019）．緩和ケア病棟参入初期の臨床心理士が抱える困難に関する探索的研究　臨床心理学, **19**(5), 595–606.

矢永由里子・小池眞規子（編）（2013）．がんとエイズの心理臨床―医療にいかすこころのケア　創元社

矢永由里子（編）（2017）．心理臨床実践―身体科医療を中心とした心理職のためのガイドブック　誠信書房

9

復職支援

◉はじめに

近年，精神疾患による休職者は増加傾向にあり，業務パフォーマンスの低下を招いたり，自殺の問題とも関連することから，社会的・経済的損失に繋がる大きな社会問題となっている。こうした社会的背景もあり，復職支援を行う医療機関は少しずつ増え，最近では「リワーク」と呼ばれる通所型の集団プログラムの有効性が報告されている（五十嵐ら，2012）。そして復職支援は，薬物療法だけでなく，新しい自分らしさの獲得や全人的回復を視野に入れた心理療法的アプローチが必要であることが指摘されている（横山・横山，2011）。生産人口である15～64歳が全人口の59.5％を占めている（総務省，2020）ことを考えると，まだまだ心理臨床の専門性を必要とする人たちがいることが想定される。

このような点から，医療領域において，復職支援は日常的な臨床として重要なテーマだと考えられる。そこで本章では，まず復職支援の事例を紹介し，復職支援において臨床心理士・公認心理師（以下，心理職と記す）がどのような臨床上の工夫ができるかを述べたい。なお，事例は実際の事例をモデルにした仮想事例である。

◉ 40代前半男性の事例

クライエント：A
主訴：不眠，抑うつ感，不安感，希死念慮
家族：父（元製造業，昔気質），母，妻，長男，長女
性格：几帳面，真面目
生活歴・現病歴：高校卒業後，製造業入社（約20年目）。技能職。X年1月異動後係長に昇進。同時期より，部下から仕事ができない人間と見られているのではないかと不安に感じるようになる。同年5月不眠，抑うつ感，希死念慮が出現。会社の紹介により同年7月当院を受診し，休職となった。

(1) 経過：導入期（X年7～9月）

投薬治療，心理療法開始。Aの病前の様子について職場から情報を得た結果，①仕事はもともとできていた，②周りからも頼られ，Aを悪く言う人はいなかった，③職場上司の評価は真面目だった。

見立て：メランコリー親和型性格の内因性うつ病。当面の目標は，安定した休養環境の確保

と自殺の危険性に留意することとした。

(2) 経過：休養期（X 年 9 月〜 X ＋ 1 年 11 月）

A は休職したことへの自責の念から退職を検討していたが，筆者より決断の延期を促した。また，対人関係に苦手意識をもつきっかけとして，高校時代の部活動で A だけ退部し，友人関係が希薄になったことをあげたが，肯定も否定もせず聴くに留めた。X ＋ 1 年 6 月，A が趣味である家庭菜園，パチンコをするようになると，父・妻に元気になったのではないかと言われ，理解が得られないと落ち込むこともあった。このため家族面接を行い，妻の不満を聴きながらうつ病の回復過程と A の苦しみや焦りを伝え，両者の妥結点を調整し，父や妻の理解を得ることができた。その後，朝の倦怠感は見られたが，活動性が向上し，図書館通いやウォーキングを始め，X ＋ 1 年 11 月デイケア（以下，DC と記す）を導入。

(3) 経過：リハビリ期（X ＋ 1 年 11 月〜 X ＋ 2 年 12 月）

中途覚醒・疲労感は継続。X ＋ 2 年 1 〜 4 月，A は職場に提出書類を持参した折，他社員の顔が見たくなり，無断で私服のまま工場に入ってしまった。職場からは，私服で工場の中に入ることは安全上の問題があること，作業で問題が発生した時は無断で手を出さず，「待つ」ことの重要性を指摘され，筆者がそのことを心理療法で取り上げると，A は反省を述べた。また筆者より DC へ「待つ」ことの重要性を伝え，リハビリとして 1 日の活動報告とともにスタッフへのアポどり（スタッフの状況を見て「待つ」練習）を行った。X ＋ 2 年 9 月中途覚醒改善。復職直前には，妻から A に激励の手紙が渡され，A も妻に感謝した。A はこれまでの仕事一辺倒の生活から，家族も大切にしたいことを述べた。X ＋ 2 年 12 月復職。

(4) 経過：復職後フォローアップ期（X ＋ 2 年 12 月〜 X ＋ 5 年 5 月）

復職後 1 週間程で A は中途覚醒・不安感が再燃し，仕事でも初歩的なミスをしてしまう。主治医との検討の結果から，A と職場には気分の波によるものだと説明し，異動・業務軽減となった。状態は一進一退であったが，X ＋ 3 年 10 月中途覚醒が改善し，仕事のペースも向上。X ＋ 4 年 4 月には，責任のある仕事を任され，家庭では親と離れて家を新築。同年 6 月，これまでの A の不安気な表情がなくなるが同年 12 月父死去。A は父にこれまで支えてもらったことに感謝しつつも，自分が家を支えていく立場になったことを話す。その後状態が安定したため X ＋ 5 年 2 月投薬終了となり，同年 5 月通院終結となった。

◉復職支援の進め方――段階別のポイント／事例の解説

次に，経過を段階別に分け，各段階のポイントと事例の解説を行っていきたい。

(1) 導入期

1) 内因性うつ病　復職支援においても，うつ病，躁うつ病，統合失調症，パーソナリティ障害，自閉症スペクトラム，神経症圏等，さまざまな病態に出会う。それぞれの特徴や病理を学ぶ必要があるのは一般的な精神科臨床と同じである。復職支援の臨床で特におさえておかなければいけないものとして，笠原（1996; 2017）は「内因性うつ病」をあげている。精神疾患の診断は，ICDやDSMのような国際的な基準とともに，臨床現場では「外因（脳や身体に原因がある）→内因（統合失調症，うつ病圏）→心因（心理的出来事が背景にある・パーソナリティ障害・神経症）」という考え方が実践されてきた。内因性とは，「内側からひとりでに」「目覚まし時計が一定の時刻になるように起こる」（笠原，1996）ものとされ，脳の影響を想定しているが原因不明のものを指して用いられる概念である。また笠原（2008）は，患者が訴えるさまざまな心理的葛藤（例：家族関係，学生時代の友人関係等）が，うつによる心的エネルギーの低下によって二次的に生じているのかどうかを判断する必要性を指摘し，「ダムの水位」という表現を用いている。つまり，もともと人間は誰しも葛藤やコンプレックス等，病的な要素をある程度抱えながら生活をしている。しかし，うつによってダムの水位が下がると，もともともっていた病的な部分が一時的に顕在化し，二次的な現象として葛藤や不安等が出現するということである。このような点から，導入期や休養期において，クライエントの心理的葛藤は原則深追いしない方がよい。場合によっては，クライエントの心理的負荷となり，うつ状態が悪化してしまう可能性があるからである。本当にそのクライエントにとって大切な課題であるならば，うつがある程度回復し，ダムの水位が上昇しても話題となるため，その時点で対応すればよいだろう。心理の専門家だからこそ，心因に偏らないよう留意する必要がある。

事例の解説　導入期から休養期初期に見られた高校時代の友人との葛藤はリハビリ期にはほぼ消失した。つまり，うつによる心的エネルギーの低下が起こした二次的なものだったといえるだろう。

2）病前性格と病前適応　笠原（1996）は，うつの理解のためには，現在の状態だけでなくこれまでの状態を縦断面としてみる「病前性格」と「病前適応」の重要性をあげている。前者は，うつ病であれば「メランコリー親和型性格」（真面目，几帳面，責任感が強い等），躁うつ病であれば「循環性格」（社交的，快活等）等との関連があり，重要な指標となる。後者は，初発か再発か，勤務歴，職位等が参考になる。特に上司は，それぞれの評価尺度をもっているため，確認できるタイミングがあればぜひ活用したい。また，病前適応が良ければ復職後の予後も良いことが多いが，逆に病前適応が悪ければ何らかの対策を検討しなければ復職後の適応も悪い可能性がある等，予後を見立てることができる（笠原，2007）。

事例の解説　Aは，もともと真面目で，周りから頼られるほど病前適応は良好だった。この点からAは内因性うつ病であり，予後は良い可能性が高いと見立てることが出来た。

3）症状を聴く　休養期は不安定な時期のため，クライエントから症状の訴えが多い。心理職は，こうした症状にはなじみがないかもしれないが，基本的には聴いた方がよい。うつの回復については，①不安・いらいら感，②おっくう感，③喜びの欠如という三つの過程が示されており（笠原，2012），症状を聴くことで，どの段階にいるかをある程度把握することが出来る。その他にも，睡眠は日中の生産性に影響が出やすいため聴いた方がよい。特に，朝の調子が悪く，夕方になるにつれて調子が良くなるという「日内気分変動」は重要な指標である。具体的対応をする上では「睡眠衛生指導」は有益な情報が多い。睡眠についてクライエントに情報提供し，早い段階で生活リズムを整えることはその後の支援を行う基盤となる。

事例の解説　導入期や休養期は不安・焦燥感が顕著だったが，リハビリ期にはおっくう感の方が目立つようになる等，どの段階にいるかを把握することが出来た。

(2) 休養期

1) うつ病の小精神療法「7カ条」　休養期は，休養環境をいかに確保するかがもっとも大切なことである。休養期の過ごし方によって予後が変化してしまうからである。初期対応に大切なこととして，笠原（1978）はうつ病の小精神療法「7カ条」をあげている（表Ⅱ-9-1）。これらは，主に医師向けの心得であるため，心理職がそのまま用いることが難しいものもあるが，③は医師との連携により，原則良くなることなどは伝えてもよいだろう。⑦についても，心理職の立場から服薬の重要性を伝えることは重要である。また，対象は主にうつ病であるが，さまざまな病態の休職者に応用出来るため，復職支援の心得として大切にしたい。

事例の解説　Aから転職希望が出た際には⑥を伝える等，クライエントへの説明に大きな助けとなった。状態が不安定な時の拠り所として⑤を伝えることは，クライエントだけでなく筆者自身の動揺を最小限に抑え，更なる二次的な問題を防ぐことが出来た。

2) 早すぎる復職に注意　不安・焦燥感が強いクライエントは，職場に迷惑をかけているという自責感や金銭的な理由で復職したがることがある。このような場合，基本的に復職はとめた方がよい。その際，うつ病の回復過程を示したり，再発の可能性が極めて高く，再発を繰り返せば慢性化する危険性があること，多くの職場は休職を繰り返すことを嫌がること等を説明することで思い留まることがある。また，自立支援医療費制度を紹介したり，傷病手当金やクライエントが加入している生命保険等でどのくらいの金額が支給されるか確認するよう勧めてもよいだろう。金銭の不安がなくなることで休職の継続を受け入れることもあるからである。

事例の解説　Aから何度も復職の訴えがあったため，その都度筆者もリスクについて伝えAの了承を得ていたが，Aの状態の改善とともに訴えは減っていった。

3) 家族へのフォローアップ　家族は本人の休職によって，会社をクビにならないか，病気は治るのか，子どもの教育費や住宅ローンは大丈夫なのか等，不安を抱えていることが多い。このため，家族面接で家族の不安を聴いたり，今後の回復過程や支援の方針，家族の接し方を伝えることで，家族が安定することもある。一方，家族全体に病理を抱えている場合は，家族面接をすることで，却って状況が悪化したり，治療が中断してしまうことがある。特に，家族

表Ⅱ-9-1　小精神療法「7カ条」（笠原，1978）

①軽いけれども治療の対象となる「不調」であって単なる「気の緩み」「怠け」ではないことを告げる
②できることなら，早い時期に心理的休息をとるほうが立ち直りやすいことを告げる
③予想される治療の時点を告げる。私は治療期間は短くても3ヵ月，平均6ヵ月はかかることを告げる
④治療の間，自己破壊的な行動（たとえば自殺企図）をしないことを約束してもらう
⑤治療中，症状に一進一退のあること（三寒四温的な気分の起伏のありうること）を我慢してもらう
⑥人生にかかわる大決断（退職，離婚など）は治療終了まで延期するようアドバイスする
⑦服薬の重要性を強調する。服薬で生じるかもしれない副作用をあらかじめ告げ，関心のある人にはその作用機序を説明する

が精神疾患への誤解が強く，クライエントへ攻撃的言動が多い場合は注意が必要である。このような場合，クライエントの状態が安定し，成熟するまで待つことも大切だろう。

事例の解説　Aの状態が改善傾向を示し，趣味の活動を始めた段階で家族との齟齬が起こった。家族からすると「好きなことはやれるのに家のことはやれないの」と疑問を感じたのである。この点について，筆者は「7カ条」（表Ⅱ-9-1）の①⑤を中心に説明し，状況を改善できた。

4）休養はこれまでの自分を振り返る機会である

山中（1978）は，不登校の状態を成熟のための一種の内閉状態と捉え，子どもが示すさまざまな関心を，心の「窓」として大切に聴いてくことで内的な成熟がなされると述べている。これは，復職支援においても同様の面がある（山中，2016）。つまり休職は，さまざまな損失がある半面，これまでの自分を振り返り，新たなる自己を形成する機会とも考えることができる。このことは，心理職の基本スタンスとして忘れてはいけないだろう。しかし，一方で，逃避傾向の強いクライエントの場合は，休職が逃避を助長してしまうこともあるため注意が必要である。いずれにしても，そのクライエントにとって休職がどのような意味をもつのかを見立てていくことが大切である。

事例の解説　Aはそれまで仕事一辺倒なところがあったが，休職したことで家族の大切さに改めて気づき，ゆとりのある生活をするようになった。

(3) リハビリ期

1）目標は「再発予防」　復職支援の目標は「再発予防」である。復職するためには，一人工（1日に働く作業量）の仕事が出来る「企業復帰レベル」まで準備性を高めることが大切である（小瀬木ら，2015）。そのためには，まず復職後の業務内容や勤務体系（元部署復帰か異動か，想定される対人関係等）をクライエントと把握することが大切である。リハビリを開始するタイミングは，状態がある程度安定し，家事や身の回りの管理等，日常生活が整っていることが前提となる。うつ症状が残っていると，思考の抑制により十分な内省に至らないばかりか，状態がさらに悪化してしまう可能性があるため注意する。

2）DC（リワーク）を利用しない場合の工夫　比較的実施しやすいのはウォーキングと図書館である。最初は30分等短時間から始め，少しずつ時間を延ばしていく。また，一日の生活リズムを「生活リズム表」として記載し，働くことを想定した生活リズムになるよう少しずつ自己管理を促す。こうしたベースとなる基礎体力がついてきたら，より仕事に近い状況を作っていく。たとえば，総合職等デスク系の業務であれば，図書館で集中して仕事に関連した学習を行う。

3）リハビリとしてのDC（リワーク）——集団場面での受容体験と気づき　本格的な復職支援を行うのであれば，DCによる集団療法が効果的である。特にDCのような集団場面では，クライエント自身が職場で繰り返してきた自分自身を追い込むような病的な対人関係のパターンが再現されやすい（前田ら，2008）。そうした顕在化したものを個別の心理療法で振り返ることで，さらに気づきを深めることが出来る。しかし，単なる直面化とより適切な対人関係の取り方の練習だけでは不十分で，従来のパターンから抜けられないクライエントの悲しみや不安への受容と共感が大切である（横山・横山，2011）。筆者の場合は，週1回60分という構造でグループカウンセリングを行い，集団での受容体験や気づきを促進する場を設けている（米村，2017）。このようなプログラムを組織に企画立案することも大切である。

またこの段階になると，多職種によるチーム医療で関わることになる。そのため，心理職は，これまでの情報を元に集団の中でどのようなことが起こるかを見立て，コンサルテーションすることも重要である。その内容は，プログラム開始前にクライエントや他職種と共有できることが望ましい。たとえば，「Aさんは，人に合わせすぎてしまうことが疲労に繋がっていた（メランコリー親和型性格）。DCでは自分の意見を伝えて聴いてもらったり（アサーション的，受容体験，抑圧の緩和），家族と余暇を楽しんではどうでしょうか（新しい生活パターン）」等といった具合である。

4）社会常識を取り入れる　復職する上で話題になることが多いのは，上司とのコミュニケーション，特に「報告・連絡・相談」に関することである。クライエントは良かれと思ってやったことでも，上司に許可を取らなかったことで叱責を受け，関係がこじれてしまうことがしばしばある。このような場合，クライエントの傷つきに共感することは大切であるが，一方でクライエントの行動をどう改善したらよいかを知っておくことも必要である。このため，心理職もビジネス誌等に目を通し，一般の社会人に求められるスキルを学ぶことは有益だと思われる。ただし，このような常識ばかりになっては心理職のアイデンティティが失われてしまう危険性もある。常識的な視点から「この患者は間違っている」等と思っていては，クライエントの言動の背景を理解し，寄り添うという自己一致した支援には繋がらない。つまり心理職は，自身の専門性を自覚し，常識を大切にしながら，一方で常識にとらわれない姿勢が求められる。

5）復職をめぐる心理職の葛藤――クライエントの現実生活の安定か？　心理療法による心理的変化か？　復職支援は，限られた休職期間の中での活動であるため，不完全な状態での復職を迫られる場合が多い。働く職場を失うことは，生活基盤だけでなく，所属という拠り所や自身のアイデンティティを揺るがす体験である。このことを心理職は忘れてはいけないが，一方でクライエントが職場を失うかもしれない状況に心理職自身の不安が投影され，復職という現実生活の安定ばかりに目がいってしまうことがある。このような時は，心理職が無自覚のうちにクライエントの心理的側面を見落としやすい。逆に，心理職が，クライエントの心理的変化や成熟ばかりを重視し，現実生活をどう営むかが疎かになれば退職を繰り返してしまうことにもなりかねない。両者に共通するのは，心理職が現実生活の安定か心理的変化かという葛藤を避けていることである。つまり，心理職に葛藤が生じていないことが問題となる可能性もあるのだ。河合（1970）が述べるように，心理職はこのような二律背反によく出会うこと，心理職に葛藤が生じた時は，どちらかに偏ることなく悩んで絞り出したものこそが真の道であることを忘れてはいけないだろう。

6）職場への逆転移に注意する――「内省」と「繋ぐ」という視点　クライエントは，心理職に職場（多くは上司）に対する否定的な感情を打ち明けることも多い。クライエントの体験に焦点を当てると，医療において特に心理職は，多くのことを無条件に受け入れてくれる「母性原理」が強調された存在，職場の上司や人事担当者は仕事が出来ない者は認めないという「父性原理」が強調された存在として映ることがある（米村，2013）。復職に際して心理職は，クライエントとともに，職場に投影している「父性原理」をどう受け止め，向き合うかという「繋ぐ」役割の一部を担っている（米村ら，2014）。復職が近い段階では特にこの点を理解しておかないと，心理職がクライエントに一所懸命になるあまり，クライエントの否定的感情に過剰に同一化し，事例の流れを見誤ることがある（米村，2013）。このような逆転移には，心理職が無自覚なことも多いため，スーパービジョン等を通してまずは逆転移だと気づくこと，そしてクライエントと自身の間にどのようなことが起こっているのか，自分の体験を「内省」することが大切である。その際，心理職自身が感じていることはクライエントが体験していることも多いため，心理職が自らに生じた感情の意味を振り返ったり，言語化してクライエントの心のあり様として話し合うとよいだろう（投影されたものを引き戻す内的作業）。クライエントは，このような復職という過程や多くの関係者，そして心理職との関わりを通して，新しい自己に出会い，自身のあり方を探索する機会を得ることができるのである。

事例の解説　Aが無断で工場に入り職場から指摘を受けたことは，筆者にとっても工場の中へ入る危険性や事前連絡の重要性に気づかされることだった。そうした自身の無知な点を認めるよう努め，一方ではAのその時の気持ちを聴くように心掛けた。Aは，自身がかなり焦っていたことを振り返りつつ，復職するための心構えの大切さを認識されていった。このように，復職直前に職場との接触がきっかけとなり，クライエントの復職準備性が高まることは多い。

(4) 復職後フォローアップ期

症状の再燃は，昇進，異動，引っ越し等生活の変化が引き金になって起こることがあるため，長くフォローアップすることが大切である。筆者の場合，復職初日，1週間，1ヵ月，6ヵ月，1年というようにある程度段階をイメージしながらクライエントと関わっている。

1）復職直後に注意　復職初日から環境等により誘発され，症状が再燃してしまうこともある。このため，初日に症状が再燃していなければ第一関門突破といってよいだろう。このような反応があることを復職前に話し合い，対処を検討しておくことが望ましい。

2）一人工を任されるようになってきた時に注意　復職後は産業医により，残業・出張・休日出勤の禁止等就業制限をかけられることが多い。こうした就業制限が軽減され始め，職場が「普通の人」として対応するようになった時，クライエントの心身の状態が充分でないと齟齬が生じ，再燃のきっかけとなることがある。クライエントの気づきがどれだけ行動に反映され，心身の準備が出来ているかが問われる。

3）再発した時にどうするか　症状が再燃した場合は，それが一過的なものなのかを判断することが大切である。内因性うつ病で環境的な要因が低いと想定される場合，一過的で元の状態に回復する可能性が高い。そのため，主治医に繋ぐことで投薬調整や小精神療法（表Ⅱ-9-1）の対応を行う。内因性うつ病ではない場合，個人要因・環境要因等を相互的に検討し，職場で配慮できることがあれば検討する必要があるだろう。

4）長期のフォローアップの中で起こる心理的変化　この時点では，リハビリ期に比べて内面への介入は少なくてもよい。心理療法が長期になれば，それまでの気づきが深化したり，新たな気づきを得ることで現実生活にも変化が起こることがある。

事例の解説　Aは復職後，不安定な時期があったが，本人にも一時的なものであることを説明し，職場の配慮もあり乗り越えることが出来た。Aのメランコリックな人格の背景には，昔気質の父の影響があったと思われる。今回の復職支援には，父からの心理的自律のテーマが内包されていたのだろう。父はAの復職後に亡くなったが，Aは同居から引っ越しをして新築する等，内的変化が外的変化にもあらわれていたと考えられる。

◉おわりに

復職支援は医療において比較的日常的な臨床である。その実践においても，これまで心理臨床が積み重ねてきたもの（たとえば河合，1992; 山中，2006等）の重要性は変わらないだろう。むしろそうした心理臨床の研鑽がなければ，「応用」である復職支援をする際に，クライエント理解が不十分になってしまう等，バランスを欠いてしまうと思われる。心理臨床の基本を大切に，「内因性」のような精神病理を理解し，自分の専門性を自覚的しながら「社会常識」も取り入れ，自分の中に生じた葛藤への「内省」と「繋ぐ」という包括的な視点が求められる。

引用文献

五十嵐良雄・大木洋子・飯島優子・石川かずみ・福島　南（2012）．抑うつ状態の外来リハビリテーション―リワークプログラムの役割　精神科，**20**(6)，582–592.

笠原　嘉（1978）．うつ病（病相期）の小精神療法　季刊精神療法，**4**，118–124.

笠原　嘉（1996）．軽症うつ病―「ゆううつ」の精神病理　講談社

笠原　嘉（2007）．精神科における予診・初診・初期治療　星野書店

笠原　嘉（2008）．気分障害の小精神療法もしくはサイコエデュケーション　精神科，**13**(3)，178–183.

笠原　嘉（2012）．精神科と私―二十世紀から二十一世紀の六十年を医師として生きて　中山書店

笠原　嘉（2017）．職場に今も多い内因性の軽症うつ病―「まじめ人間」「中年」「自殺観念」の三徴候に注目します　IMH産業精神保健研究，**8**，3–18.

河合隼雄（1970）．カウンセリングの実際問題　誠信書房

河合隼雄（1992）．心理療法序説　岩波書店

前田英樹・土合千春・横山正幹・横山太範（2008）．うつ病休職者に対する集団精神療法を活用した復職支援プログラムの試み―職場場面の再現による対人関係のパターンの自覚と修正を目指して　デイケア実践研究，**12**(2)，26–31.

小瀬木尚美・米村高穂・木倉由紀子・黒野和将・吉野　要・飯島徳哲（2015）．医療と企業の連携による復職支援―「企業外来」8年間の復職率，再休職率の検討　産業精神保健，**23**(3)，212–220.

総務省（2020）．人口推計（2019年（令和元年）10月1日現在）〈https://www.stat.go.jp/data/jinsui/2019np/index.html〉（2020年8月27日確認）

山中康裕（1978）．思春期内閉―治療実践よりみた内閉神経症（いわゆる学校恐怖症）の精神病理　中井久夫・山中康裕（編）思春期の精神病理と治療　岩崎学術出版会　pp.17–62.

山中康裕（2006）．心理臨床学のコア　京都大学学術出版会

山中康裕（2016）．復職支援と内閉　IMH産業精神保健研究，**7**，5–29.

横山太範・横山亜由美（2011）．リワークについて　臨床心理学，**11**(3)，436–441.

米村高穂（2013）．青年期の復職支援における父性と母性についての試案―企業と医療の連携を行った再発例からの考察　IMH産業精神保健研究，**4**，23–35.

米村高穂（2017）．復職支援におけるグループカウンセリングの試み（1）―対象者の復職状況と気づきを促す構造の検討　産業精神保健，**25**(増刊号)，182.

米村高穂・黒野和将・藪本啓子・吉野　要・飯島徳哲（2014）．企業と医療のチームによる統合的復職支援（4）―上司との関係に悩む青年男性の事例を通して，「父性」の視点から　日本心理臨床学会第33回大会発表論文集，24.

10
リハビリテーション

◉はじめに

人の心，精神はどこにあるのかと問われたら，象徴としては心臓のあたりをイメージするだろう。胸が痛む，胸がどきどきする，胸がむかつく等々，感情と胸に関わる言い回しも多く存在し，精神活動は胸が深く関わっているように感じるのではないだろうか。しかし，実際は，精神活動を行っているのは人間の大脳であるということは周知の事実である。胸がどきどきするのも，大脳が指令を出して分泌されたホルモンの作用である。大脳は，過去に起きた出来事や精神活動，今の状況，自分の中に湧いた感情，倫理観等のいろいろな情報を保有し，吟味し，それらを駆使して今何をするかの指令を出している。人の行動や精神活動はすべて大脳が司っているといえる。本章ではその大脳に何らかの損傷が起こったとき，人はどうなるのか，またそのような場合に心理職はどのような立場で関わるのかということについて，述べる。

◉脳損傷とリハビリテーション

(1) 脳の損傷により生じること

大脳と精神活動の関係を物語るもっとも有名な症例は，1848年のフィニアス・ゲージの症例であろう（Harlow, 1869; Macmillan, 2002）。フィニアス・ゲージは，当時25歳で建築現場での仕事中に火薬が爆発したことにより，長さ約1メートル，直径約3センチの鉄の棒が左目の下から頭頂葉へと頭蓋骨を破って突き抜けたのである（図Ⅱ-10-1）。それでも奇跡的に一命を取り留めた彼は，事故のあと，性格がまったく以前と変わってしまったという。優秀な現場監督で的確な判断ができ，粘り強い性格であった彼は，事故後，気まぐれで頑固で人に対する尊

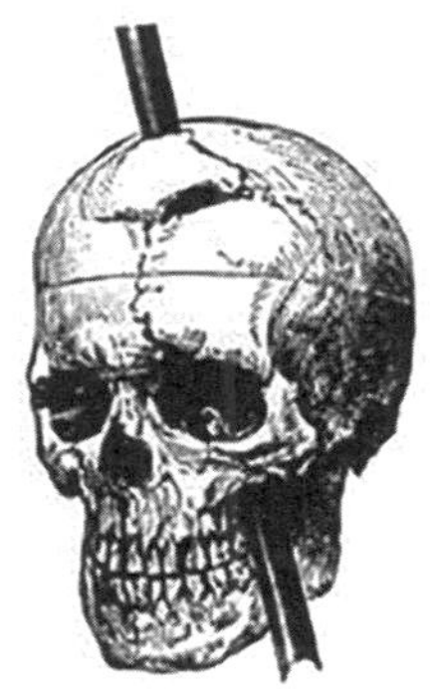

図Ⅱ-10-1　フィニアス・ゲージの頭蓋骨模式図（Harlow, 1869）

敬を欠いた性格になってしまい，同僚たちを当惑させることになった。精神活動や行動の指令を出す前頭葉が損傷したことにより，外界から得る情報の取捨選択や，自分の感情のコントロール，自分が取る行動の指令の出し方が変わってしまったのである。脳と精神や行動の間には密接な関係があることを示す症例として，引用されることが多い。

(2) 脳の研究の発展

神経心理学は，脳に損傷が起こった患者の死亡後の脳を調べることで発展した。たとえば，失語症の発症は大脳の左半球で生じやすく，特に側頭葉（ウエルニッケ野）や側頭葉寄りの前頭葉（ブローカ野）の部位で，それぞれ特徴的な症状を示すこと（前者はより流暢で意味理解の悪い感覚性失語，後者は非流暢で喚語困難を起こす運動性失語）は，19世紀から知られている。現代では，CTスキャンやMRI，PETなどの画像診断によって，損傷した部位と健康な部位，実際に発現している症状を研究することで飛躍的に脳の研究が進んだ。その中で，特定の部位が特定の症状と関連があることがわかってきている。

(3) 日本人の死因からみた脳損傷者の推計

厚生労働省が発表した2018年の日本人の年齢別死亡数をみると（厚生労働省，2019），脳血管疾患は，55歳～84歳までの死因の第3位であり，15歳以上のすべての年齢層で死因の第5位までに入っている。さらに，脳の血管疾患以外でも，溺水や心停止による低酸素脳症，交通事故や転倒，転落などによる頭部への衝撃から生じる外傷性脳損傷，脳炎，脳腫瘍や脳手術の後遺症等，各種の原因によっても，大脳に質的な損傷が生じるおそれがある。今は昔よりも，高度な医療で生存できる人が増えていると考えられるが，その生存者の中には，脳に損傷が残ったために，病前にはなかった各種の性格や認知能力の変化を来し，苦しんでいる人もまた多いであろうということは容易に想像できる。

(4) リハビリテーション

病気や事故の前とは異なる側面が生じることで，人は生活や人生の方向転換を余儀なくされ，周囲の人たちにも多大な影響が及ぶ。会社では働き盛り，家庭では大黒柱の父親が脳卒中で倒れて後遺症が残り，以前していた仕事が継続できなくなれば，本人だけでなく妻や子，会社にも影響が及ぶであろう。そこで，リハビリテーションを行い，新たにその人が社会に復帰できるようにしていくことが求められる。リハビリテーションとは，上田（1983）によれば，個々の身体部位の機能回復のみを目的とするのではなく，障害をもつ人間を全体として捉え，その人が再び「人間らしく生きられるようにすること」である。上田はこれを「全人間的復権」と呼んでいる。つまり，リハビリテーションは，身体だけではなく，その人の人としてのあり方すべてをターゲットにしているのであり，新たに生きていく力を取り戻す過程に寄り添うこと，それはまさしく，私たち心理職が関わることができる部分ではないだろうか。

◉リハビリテーションチームにおける心理職の役割

(1) 他職種と心理職

身体部位の機能回復においては，理学療法士，作業療法士が，また，認知機能や言語障害に

表Ⅱ-10-1　評価と訓練にかける時間（単位数／週）
（国立身体障害者リハビリテーションセンター（2004）より一部改変）

	理学療法士	作業療法士	言語聴覚士	心理担当者	合　計
評　価	2	5	4	5	16
訓　練	9	15	8	8	40
カウンセリング				9	9
合　計	11	20	12	22	65

対しては，作業療法士，言語聴覚士がリハビリテーションを行うことが多い。それでは，リハビリテーションチームの中における心理職は，何を担当しているのか。厚生労働省が行った高次脳機能障害支援モデル事業の報告書（国立身体障害者リハビリテーションセンター，2004）では，心理職は高次脳機能障害の評価と訓練のみならず，他療法士の行わないカウンセリングを行っていることがわかった（表Ⅱ-10-1）。ただこの表では，カウンセリングだけではなく，評価や訓練も行っていることがわかる。心理職は，2019年現在，神経心理検査や認知訓練を行っても医療保険点数を算定することはできず，もし他療法士と同じことをしているのであれば，心理職がそれを行う必要はないはずである。しかしそれが行われているということは，心理職が，高次脳機能障害の評価や訓練においても，他療法士と異なる視点でのアプローチをしているからこそ，必要とされているということを示しているといえよう。

(2) 脳損傷の人に対して心理職が行うこと

1）神経心理学的検査と評価　脳に損傷がある人に対し，心理職が医師及び他職種から一番最初に求められることは，多くの場合その人の神経心理学的な現在の状況の評価である。評価といっても，単純に検査を行い，数値を報告するということではない。検査で測定できるのは定量的なデータであり，その人のほんの一面である。より全体像を明らかにするには，検査の前後の本人へのインタビューや，検査中のさまざまな反応，心理職以外の専門スタッフや本人をとりまく周囲の人から得た情報など，すべてを統合した定性的な評価が必要である。

心理職が検査を行う場合，それぞれの検査の特長をよく知り，実施法に習熟した上で行うことはもちろんであるが，より結果を本人の全体像に近づけるためには，前述のような定性的な情報を盛り込むことが必要となる。たとえば答が誤っていた時，単に0点であったということだけではなく，迷った末に出した答が誤っていたのか，あまり考えずに「わからない」と放棄したのか，自信満々に言った答であったのかといった観察から得られる情報は，その人のものの考え方や，困難に出会ったときの対処のパターンといった，人となりを知るのに役立つであろう。同様に，記憶検査を行った場合に，そもそも課題を呈示した時に記銘すること自体ができなかったのか，それとも一旦覚えたものが時間が経過するうちに忘却されたのか，思い出せないからと何も答えなかったのか，それともまったく別の話に変化してしまったのか，あるいは検査後に「もともとこんなものだ」と発言するのか，それとも「こんなはずではなかったのに」と嘆息するのかによっても，その人の脳の損傷の影響，障害への気づきの程度や，現在の心の一端をうかがい知ることができよう。

検査の定量的な結果に，そういった定性的なデータを盛り込んで表すことが評価である。そうして，見えないもの（高次脳機能障害：認知障害と性格や行動の障害を合わせてこう呼ぶ）を見えるようにすること（言葉で表現すること）が，心理職に求められている。

2）認知訓練　評価の結果，本人や周囲が社会生活を送るにあたって支障となる可能性があるとわかった場合，認知訓練を行う。認知訓練とは，低下した知能や高次脳機能に対し，それを改善したり，障害を補う代償手段を身につけたりするために行うが，もう一つ重要な意味がある。それは，高次脳機能障害を負った本人が自分の障害について認識できるように促すことである。自己の障害を認識することは，どのような形で社会復帰するかというゴールを設定したり，リハビリテーションの意欲を高めたりするのに重要である。また社会復帰した際に，自分がどのようなところでつまずきそうかを知っていることで，困難を回避したり，周囲の人に伝えて援助をしてもらったりすることができる。逆に認識しないと，失敗を人のせいにしたり，注意した人にくってかかったりするなどして，周囲との摩擦が生じ，不適応状態に陥ってしまうこともある。

障害を認識するということは，本人にとっても周囲にとっても非常に困難でつらい作業である。みえていないものをみるということは，自分の顔を鏡に映してみることと似ている。しかし，誰でも目の前にいきなり鏡を突きつけられれば，目を背けるであろう。同じように，あなたに障害がありますといきなり言われれば，素直に認めることは難しいことが多い。クロッソンら（Crosson et al., 1989）は，障害の認識は，知的気づきから体験的気づき，さらに予測的気づきの階層へと進んでいくとした。阿部（1999）はこのモデルを元に，障害の認識を「全く気づいていない」レベルから，「知っている」段階（知的気づき）へ，さらに自分の体験と知識が結びついて「実感できている」段階へ，そしてもっとも高いのはすべて理解した上で「問題が起きないよう予測して対処する」段階（予測的気づき）になると考え，それに沿ったアプローチ方法を構築した。たとえば，あなたは記憶の検査ができなかったので記憶が悪いですよと宣告するような形でなく，あなたの病気と同じ病気の人で，記憶に障害が残ることがあり，そういう人たちはこんなことで困るのですと，まず一般論として説明をする。そうすることで本人が知識として障害を知り，また自分もそういう可能性があると知ること，これが知的気づきである。その後，自分が失敗をしたときに，あのときに言われたことが自分にあてはまると腑に落ちる，それが体験的気づきであり，さらに進んだ段階では，自分に起きそうな問題（記憶障害であれば「また忘れるかもしれない」ということ）を予測して，そういう事態を回避するために補うもの（記憶障害であれば，メモや目印）を用意したり，あらかじめ周囲の人に依頼して確認をしてもらったりするようにしておくことができるというような，予測的気づきに至る。

私たちはこれを踏まえ，認識にアプローチするように心がけている（長野，2007; 2012）。図Ⅱ-10-2は，私たちのアプローチを図式化したもので，高次脳機能障害に対するリハビリテーションの過程を表している（阿部，2006）。受症した比較的早い段階から，一貫した説明を行い，知的気づきを促し，訓練を行う中で体験的気づきに至るようなフィードバックを行っていく。社会復帰するころには，どのように自分のことを説明し，必要な支援を得るかについて話し合い，予測的気づきにつなげていく。この過程で，重要なことの一つが，周囲がみな同じ理解と説明をし続けることである。図Ⅱ-10-2の環境への心理教育的アプローチがそれにあたる。ある人はよいと言うが別の人はだめと言う，といった支援者間で食い違った対応をすると，本人の混乱を招くだけでなく，いたずらに認識を遅らせてしまうからである。私たちはその一貫した理解を維持することを「全員一致方式」と呼んでいる。

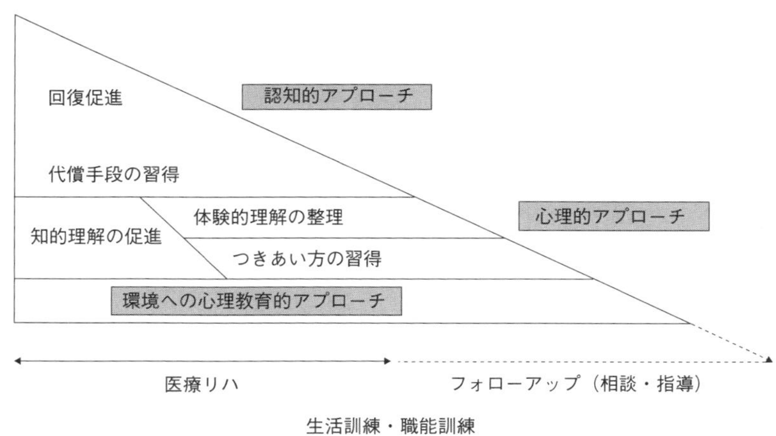

図Ⅱ-10-2 認知リハの構造（阿部，2006）

3）カウンセリング　心理職に求められる，三つ目の大きな柱は，カウンセリングである。カウンセリングの必要な時期は大きく分けて二つある。

一つ目は，リハビリテーションを行っている時である。リハビリテーションを行う中で，今後の生活や仕事に不安を感じたり，自分の障害を知るにつれ抑うつ状態になってしまったりして，それらを軽減できるようにカウンセリングを行う場合がある。また，「こんなことをして何になるのか」「自分の将来には必要ないのではないか」「こんなに長い期間足止めされるのは不本意だ」などと，自分の思惑とリハビリテーションのプログラムが違っていると感じ，不安になったり，意欲が低下したり，あるいは周囲のスタッフに対し攻撃的になったりすることがある。そういう場合には，本人の気持ちの理解と不適応状態の改善のために，カウンセリングを行う。また，家族も不安や抑うつが生じることがあるため，家族のケアのためのカウンセリングを行うこともある。

二つ目は，社会復帰してからである。実際に社会に出てみると，予想以上に以前の自分と今の自分が違うことを痛感して抑うつ状態になることがある。

これらの場合のカウンセリングで必要なことは，本人の不安や，喪失感，絶望，怒り，悲しみなどのネガティブな感情に寄り添いつつ，新しい価値観の獲得をポジティブに捉えるための考え方の仕切り直しを促すことであろう。

リハビリテーションにおけるカウンセリングでは，復職や復学の期限などの外的な条件があって，取り組む期間が少なかったり，復帰後も通院するために欠席するデメリットがあったりするため，あまり頻回に行えない場合も多い。そのような制限の中でも，連続性をもたせ，また継続性を維持するためには，身近な家族の支援が必要不可欠となる。このため，家族に対してもカウンセリングを行ったり，本人と同席してもらったりして，理解を深めてもらうとよい。

4）その他　心理職が行うその他のアプローチとして，本人の周囲の環境，たとえば学校や施設などに対し，関係者に説明を行ったり，本人の適応状態を改善できるようコンサルテーションを行ったりする。また当事者の家族らが構成する団体と連携して，アドバイス等を行うこともある。そのような病院の面接室の中にとどまらないアプローチは，本人と社会をつなぐための架け橋として心理職が機能するということを表す。

◉おわりに

2018年に施行された公認心理師法により，心理職は一定の社会的立場を新たに獲得したといえる。しかし，リハビリテーション病院という場においては，他の専門職が以前から国家資格を有して勤務し，経営に貢献している中で，2019年現在まだ経済的貢献度は高いとはいえない。それでも心理職が必要であり，重要な医療スタッフとして認識されるためには，人を援助する心理職のスキルが他職種とは異なる視点をもつことを活かし，他職種に向けそれらを発信し，協働していく姿勢を示すことが重要であると考えられる。

引用文献

阿部順子（1999）．社会適応に向けた援助の基本　永井　肇（監修）阿部順子（編著）脳外傷者の社会生活を支援するリハビリテーション　中央法規出版　pp.35–50.

阿部順子（2006）．心理士が行う認知リハ—名古屋リハの実践から　高次脳機能研究, **26**(3), 283–289.

Crosson, B., Barco, P. P., Velozo, C. A., Bolesta, M. M., Cooper, P. V., Werts, D., & Brobeck, T. C.（1989）. Awareness and compensation in postacute head injury rehabilitation. *The Journal of Head Trauma Rehabilitation*, **4**(3), 46–54.

Harlow, J. M.（1869）. *Recovery from the passage of an iron bar through the head*. David clapp & son.

国立障害者リハビリテーションセンター（編）（2004）．高次脳機能障害支援モデル事業報告書—平成13年度～15年度のまとめ〈http://www.rehab.go.jp/brain_fukyu/shien/model/houkokusho/〉（2020年7月30日確認）

厚生労働省（2019）．平成30年（2018）人口動態統計月報年計（概数）の概況—統計表（第7表）〈https://www.mhlw.go.jp/toukei/saikin/hw/jinkou/geppo/nengai18/index.html〉（2020年7月30日確認）

Macmillan, M.（2002）. *An odd kind of fame: Stories of Phineas Gage*. Cambridge, Mass: The MIT Press.

長野友里（2007）．認知リハビリテーション最前線　神経心理学, **23**(2), 97–105.

長野友里（2012）．高次脳機能障害のawareness　高次脳機能研究, **32**(3), 433–437.

上田　敏（1983）．リハビリテーションを考える—障害者の全人間的復権　青木書店

11

デイケア

◉はじめに

精神科の病院やクリニックで働く心理職の職場の一つにデイケアセンターがあるが，どんな所で何をしているのか，初学者にとってはイメージしにくいと思われる。そこで本章では，精神科デイケアについて概説した上で，筆者の経験を具体的に紹介しながらデイケアでの心理支援に求められる知識やスキル，心構えについて述べる。

◉精神科デイケアとは

(1) 精神科デイケアの概要

精神疾患をもつクライエントは，不安や抑うつ，イライラなどの気分変動の大きさや，幻覚や妄想などの精神病症状，認知機能障害によって社会生活に支障をきたす場合が多く，症状が重篤な場合には入院治療が行われる。そのなかで，学校や会社を辞めることを余儀なくされ社会的に孤立する事例や，社会人としての知識・スキル不足，自信の喪失，セルフスティグマ，希望がもてないことなどから社会生活に制約が生じる事例がある（池淵，2016）。また，統合失調症のように慢性の経過をたどる疾患のクライエントも多い。

こうした中で，クライエントが地域で安定した生活を送るためには，通院や在宅での医療が継続的に必要である。精神科デイケアは，外来治療の一つに位置づけられ，疾患の再発・再入院の予防や日常生活能力・社会生活能力の回復，日中の居場所の確保，就労準備などの目的をもってクライエントの地域生活を支えるリハビリテーション（以下，リハビリと表記）である。作業療法，レクリエーション療法，芸術療法，集団心理療法，社会生活技能訓練（SST）などの理論を背景に，多職種によってさまざまな支援が行われている。なお，精神科デイケアは医療保険制度の中で行われており，施設面積や従事者の職種や人数，患者数などが施設基準として定められている。それにより，施設の大きさは，大規模なものと小規模なものに分類される。また，実施時間や実施時間帯の違いによって，デイケア，ナイトケア，デイナイトケア，ショートケアに分類される。

(2) 精神科デイケアの歴史

わが国では，1958年に国立精神衛生研究所で実験的に行われたものがデイケアの最初とされる（原，2016）。その後，1974年に診療報酬上で点数化されてからは，それまで中心であった入院・外来治療に加えた地域生活の場での治療として，全国の公立病院や精神科病院，保健所，精神保健福祉センター等へと広がった。1988年には小規模デイケアが点数化されてクリニック等にも広まったことで，外来でのコメディカルの雇用が進み，多職種協働による多機能な地域ケアを行う主体へと発展していった（窪田，2016）。その後も統合失調症をはじめとする慢性疾患をもつクライエントの日中生活を支える役割を果たしてきたが，2004年に国により「入院医療中心から地域生活中心へ」と精神保健医療福祉の基本理念が示され，2006年に障害者自立支援法の施行や障害者雇用促進法の改正により精神障害者も障害者雇用の対象になったことで，デイケアへのニーズはより多様化し，幅広い支援が行われるようになってきた。具体的には，児童・思春期対象のものや就労支援に力を入れたものなど目的志向的な施設が見られるようになった。また，統合失調症における前駆期・急性期治療や認知矯正療法，アルコール・薬物依存症の治療，摂食障害の治療，うつ病をもつクライエントの復職支援，発達障害の対人関係の支援，重度認知症の治療など疾患ごとの治療に特化した施設も見られる。さらに，近年，地域での精神障害者への包括的なケアが広がるなかで，集団参加を促すことのできるデイケアの強みを活かした重度精神障害者へのアウトリーチ型の支援の有効性も検討されている（大山・大島，2015）。このように，クライエントのニーズの変化に対応したデイケアの発展が今後も期待される。

◉デイケアでの支援内容と仕事の実際

本節では，デイケアでの支援が実際にどのように行われているかを具体的にイメージできるように，筆者の勤めるデイケアセンターでの支援内容と仕事の実際について紹介する。

(1) 当院デイケアセンターの概要

当院のデイケアセンターは，単科精神科病院に併設されており，医師，看護師，作業療法士，精神保健福祉士，調理師，臨床心理士・公認心理師等が常勤と非常勤を合わせて10名ほどのチームを組んで運営している。また，診療や物品調達などの業務で医事や総務，経理といった病院の事務職も関わっている。利用者の疾患は，統合失調症，双極性感情障害，大うつ病性障害，自閉スペクトラム症などであり，年齢は10代から80代までと幅広い。デイケアとデイナイトケアを合わせて，1日に100名ほどが利用している。

(2) 通所までの流れ

クライエントと主治医との間でデイケア通所が決まった後，当センター職員と通所目的や送迎の有無などを確認した上で通所開始となる。通所目的は利用者によって異なり，生活リズムの維持や症状管理による再発予防のための利用，居場所としての利用，就労を見据えた日常生活や対人関係等のスキルアップの場としての利用，余暇活動の場としての利用などさまざまである。こうした目的を明確にした上で多職種が共同して診療計画書を作成し，その計画に沿って個別的な支援を行う。このような流れで，クライエントは医師の診察を受けながらデイケアの活動に参加していく事となる。

(3) 一日のスケジュール

利用者が当センターで受付を済ませてから朝の会が始まるまでの時間は，職員と心身の状態を確認したり他の利用者と雑談したりしながら過ごす。朝の会で職員からの諸連絡やプログラム参加の確認，掃除の分担決めなどを行った後，午前のプログラムに参加する。昼には1時間ほど休憩があり，雑談やゲームなどして自由に過ごした後，午後のプログラムが始まる。プログラムの時間帯には職員との個別面談が入ることもある。掃除を終えた後は，帰りの会で一日を振り返り，今後の予定などを確認した上で，必要に応じて職員と相談などした後に退所となる（表Ⅱ-11-1）。

(4) プログラム

利用者のニーズに対応して，疾患の再発予防や体力の向上，日常生活や対人関係のスキルアップ，余暇の充実，就労準備など幅広い目的で行われており，具体的には，レクリエーションや盆踊り，園芸，リラクゼーション，体操，スポーツ，料理，SST（社会生活技能訓練），社会認知・対人関係のトレーニング（Social Cognition Interaction Training; SCIT），軽作業，パソコンなどがある（表Ⅱ-11-2）。就労支援では，面談で利用者の特性や希望，症状管理を含めた就

表Ⅱ-11-1　当院デイケアセンターの1日の流れ

	利用者	職　員
8：30		出　勤 開所準備，送迎 ミーティング プログラム準備
9：30	来所・受付	利用者対応
9：50	朝の会 午前のプログラム 個別面談 ※不定期	プログラム担当 個別面談 昼食準備
11：30	昼　食 休　憩	利用者対応 休憩
13：00	午後のプログラム 個別面談 ※不定期	プログラム担当，利用者対応 個別面談
14：45	掃　除 帰りの会	
15：30	退　所	記録作成 多職種事例検討会 他部署／他機関とのミーティング プログラム準備，閉所作業
17：00		退　勤

表Ⅱ-11-2　当院デイケアセンターのプログラム

	月	火	水	木	金
午　前	レクリエーション 料　理 軽作業 SCIT パソコン	レクリエーション 料　理 軽作業 SST パソコン	ミーティング 健康チェック	レクリエーション リラクゼーション 軽作業 SST パソコン	レクリエーション 創　作 パソコン
午　後	スポーツ 体　操 盆踊り 一般教養	レクリエーション スポーツ 症状管理 園　芸 学　習	レクリエーション スポーツ 軽作業 脳トレ 自主企画	音　楽 ゲーム 就労体験	レクリエーション 体　操 キャップアート 就労準備

労に必要なスキルを確認した上で，ハローワークと連絡を取るなどしながら企業や就労継続支援事業所等への就労に繋げる。そのほか，花見や納涼会，ぶどう狩り，クリスマス会など季節の感じられる恒例のプログラムもある。

(5) 職員の仕事

職員の仕事は多岐にわたる（表Ⅱ-11-1）。出勤後，利用者が来所するまでの時間は，給茶機のセットや洗濯物たたみ等の開所準備のほか，送迎や欠席者対応を行う。ミーティングでは，利用者の様子を振り返り，心身の状態や生活に変化のある事例，対応に困る事例などについて情報共有し，見立てや支援方法を議論する。また，クリスマス会など職員全員が関わるプログラムの役割分担や進捗状況を確認することもあれば，施設ルールの見直しなど運営上の問題を話し合うこともある。

利用者の来所後は，利用者対応が中心となる。他者との関わりを避けて離れた場所で過ごす利用者を含めて，部屋全体に注意を向け，必要に応じて対応する。実際，利用者からはさまざまな相談がある（例：精神的不調や足腰の痛み，熱中症の疑われる身体症状，経済的な不安，他利用者とのトラブルなど）。また，休日の出来事や趣味などを話題に雑談することも多い。そうした何気ないやりとりの中で，利用者の置かれた状況や強み（気分や体調，睡眠，食生活，金銭管理，親子関係，友人関係，将来の目標など）を知れることがあり，必要な情報については職員内で共有する。

利用者の退所後は，プログラムや利用者ごとに記録を作成し，反省を踏まえて次回プログラムの計画と準備を行う（例：配布資料の作成，食材の買い出し，クリスマス会の景品収集など）。また，この時間帯に関係機関（他部署／他機関）とのミーティングや多職種での事例検討会を行うことが多く，法人内の委員会に参加することもある。最後に，洗濯や戸締りなど閉所の作業をした後に退勤する。

◉デイケアでの心理支援に求められる心構え

ここまでは，精神科デイケアの概要や支援の実際を紹介してきた。そこで本節では，こうしたデイケアで心理支援を行う際に求められる心構えについて述べる。

(1) 専門に関わらず職員に共通の業務をこなす

デイケアで心理支援をすると聞くと，個別面談や症状管理・SST といったプログラムを担当する場面を思い浮かべるかもしれない。確かにこうした場面では，心理学の知識・スキルをより直接的に活かすことができる。しかし，実際にデイケアで働いてみると，こうした時間は限られ，施設運営のための仕事も少なくないことに気づく。そのため，まずは自身の専門に関わらず，デイケアにリハビリの場としての環境を作るという視点で，職員に共通した運営業務をこなすことが求められる。

また，これまで専門教育で学んできた知識・スキルに限らず，職員のもつ力を発揮することが求められる場合もある。たとえば，パソコンが趣味で詳しいという職員がパソコンプログラムの担当を任されることもあれば，絵を描くのが得意という職員が行事案内のポスター作りを頼まれることもある。予想外の仕事を頼まれる場合もあるが，職員チームの中で期待される役割をこなすことも求められる。

(2) 心理学の知識・スキルを活かす

疾患に関する心理教育やSSTのプログラムでは，利用者に繰り返される問題行動のパターンやその背景となる要因，意欲，強み，理解の度合いなどをアセスメントしながら進められると効果的である。また，グループワークでは，集団心理療法でのリーダーやファシリテーターの役割に関する知識・スキルを役立てることができる。

そのほか，利用者との日常的な関わりの中でも心理学的アセスメントの視点を活かせる場面がある。たとえば，フルタイム就労の希望があって軽作業のプログラムに参加するものの，デイケアを休みがちで就労への自信を失くしている利用者がいたとする。利用者と関わるうちに，小さい頃から「自分はダメだ，役に立たない人間だ」と考えやすく，その思いから作業中にはミスが無いようにと過度に緊張して無理をしてしまい，疲れて翌日のデイケアを休むという悪循環が起こっていることに気づき，そうした理解を利用者と共有しながら，利用者が疲れを溜めずに仕事を続けられるように支援するという方針を定めた。これは，利用者のこれまでの体験やデイケアでの様子，言動の背景にある思いについて理解を深めていくことで，支援の方向性が定まった例といえる。このように，利用者との普段の関わりでも心理学の知識・スキルを役立てていけるとよい。

(3) 集団力動を理解する

デイケアには，利用者や職員，プログラムのグループ，喫煙所の集まりなどさまざまな単位の集団がある。そうした集団の力動には，支援にとって望ましい循環につながるものがある。たとえば，同世代の利用者同士が顔を合わせることで，「辛いのは自分だけではない。ほっとする」と感じて，リハビリへの意欲が互いに高まる場合がある。また，職員の集団では，クリスマス会など行事の準備をともにする中で信頼関係が深まり，より協働しやすい関係性が築かれる場合がある。一方で，支援にとって望ましくない循環につながる力動もある。たとえば，ある職員に注意された利用者がその言動を被害的に受け止め，酷いことを言われたと別の職員に相談したことがきっかけで職員同士の関係に緊張が生じる場合がある。こうした場合には，その利用者の特徴（他者への評価が安定せず極端なものになりやすい等）や，集団に起こっていることについて職員内で共通理解ができると，望ましくない循環を断ち切ることにつながる。このように，集団の中にいながらもその中で起こる力動を理解し，中立的な態度を保つ，気づいたことを他の職員と共有するなど，必要に応じて動けるとよい。

(4) 他職種と協働する

デイケアでは，多職種がそれぞれの専門性の違いを意識しながら協働することが求められる。実際の職場では，職種に共通の仕事を一緒にこなす中で，それぞれの専門職が専門性をさりげなく発揮するという形が近いと思われる。たとえば，ゲートボール中の利用者の様子を見る際に，歩行の仕方に注目する，体調を確認する，他の利用者との関係性に注目するといったように職種によって視点に少しずつ違いが出てくる。また，事例検討会では，他職種の意見によって自身の見落としていた側面に気づかされ視野の広がることが多い。こうした他職種の視点や関わり方を尊重し，自身に生じた違和感をヒントに他職種との違いを理解しようとするような柔軟な姿勢がもてるとよい。さらに，心理学的なアセスメントや介入の視点について，専門用語を必要以上に使わず，平易な言葉でわかりやすく伝えられることも大切である。

このようにして他職種との違いを意識して動けるとよいが，それ以前に，他職種が同じ職場でともに働く同僚であることを忘れてはならない。仕事上の報告や連絡，相談，最近の出来事や趣味などの雑談を通して，互いに人となりを理解して気軽に話せる関係性を築けることがスムーズな協働の前提となる。

(5) 実践を柔軟に見直す

デイケアでは，支援の質を担保するために，デイケアの標準化や適切な評価の必要性が指摘されている（原，2018）。プログラムを担当する際には，利用者の問題やニーズ，支援目的を明確にして，効果や費用，安全性などさまざまな観点から内容を計画することが求められるが，実際に取り組んでみるとさまざまな疑問が出てくる。たとえば，同じプログラムでも職員の進め方によって利用者の意欲やリハビリの効果に違いがあるように思えて，自身の実践は効果的なのかと疑問をもつ場合がある。また，前任者から引き継いだプログラムを漫然と形式的にこなしていることに気づき，前任者が担当していた頃の利用者のニーズやプログラムの目的は何だったのかと疑問をもつこともある。このような疑問をきっかけにして，同僚の意見や他施設の実践報告などの研究成果を参考にしながら，よりよい実践にしていけるとよい。そのために，まずは実践をする中で立ち止まり，自身の実践に疑問をもち，柔軟に見直す姿勢が求められる。

◉初学者へのメッセージ

本章では，精神科デイケアで求められる心理支援の知識やスキル，心構えについて筆者の経験をもとに述べてきた。筆者自身，初めてデイケアに配属された頃は，利用者の顔と名前が覚えられず，運営業務の多さに不安を感じる中で，自分に出来ることを一つずつやるしかないと思って過ごしていた。しかし，今では，職員のミスを他の職員がさり気なくフォローする場面や，支援に迷う時に多職種で意見を率直に出し合う場面を経験し，多職種チームで動くことに面白さややりがいを感じる。また，過去に急性期の閉鎖病棟で関わっていたクライエントとデイケアで再会したこともあり，見違えるほど表情豊かに笑う姿を見て驚き，嬉しさとともに入院治療からデイケアのリハビリへと支援が繋がっていることを実感した。クライエントの生活の近くでともに過ごしながら支援する機会がもてることも，デイケアで働く魅力の一つだと思う。こうしたデイケアでの支援に少しでも興味をもつきっかけに本稿がなれば幸いに思う。

引用文献

原　敬造（2016）．デイケアについて教えてください　日本デイケア学会（編）新・精神科デイケアQ&A　中央法規出版　pp.10–15.

原　敬造（2018）．デイケアのあるべき姿―環境とプログラム　精神科臨床サービス，**18**(1)，10–16.

池淵恵美（2016）．デイケアの対象者は誰ですか？　日本デイケア学会（編）新・精神科デイケアQ&A　中央法規出版　pp.16–19.

窪田　彰（2016）．精神科デイケアはどのような位置づけなのですか？　日本デイケア学会（編）新・精神科デイケアQ&A　中央法規出版　pp.20–25.

大山早紀子・大島　巌（2015）．精神障害のある人が孤立することなく地域での生活を継続するための精神科デイケアと訪問支援を統合した地域ケアモデルの開発の可能性　ソーシャルワーク学会誌，**30**，13–26.

III　チーム医療と地域連携の実際

第III部では，近年，医療分野において必須の概念となった多職種協働と地域連携について取り扱う。チーム医療が進展し，医療機関に勤務している心理職は，同じ組織内で勤務している他職種と協働する機会はますます増大している。また，ノーマライゼーションの進展に伴って，地域に存在する支援機関の関係者とも，連携する機会が増えつつある。このような背景のもとで，これまで先達が苦心して築き上げてきた心理職の独自性と専門性について，さらに深めていくことが，今改めて求められている。

1

多職種協働

◉医療における多職種協働とは

医療は医療保険制度に支えられており厚生労働省主導の医療制度の改革の影響でその時代時代で変革が求められる。近年重視されているチーム医療・多職種協働という概念は2009年に厚生労働省が「チーム医療の推進に関する検討会」を立ち上げて以降広まった。この概念はWHOなどでは1980年代から使われていたが，日本では医療の高度化と医療費の増大，少子高齢化が進み高齢化社会の医療と介護のあり方が模索される中注目され急速に浸透した。ここ数十年医療のあり方は大きく変化したが，これからも間違いなく変化は続いていく。

本章ではまず筆者の勤務する総合病院の医療現場での実際と時代の変化を重ね，どのように「多職種協働」への変革が起きたかその歴史を振り返る。「多職種協働」は優れた考え方であり，心理職が医療現場で働く上で重要な鍵概念である。しかしこれまでも医療の常識が変化してきたように，より優れた概念やシステムに置き換わる可能性もある。このような変化は時代の流れの中で，それぞれの国や地域の特徴を踏まえ変化に対応していく上で，より高みをめざしての変化であると信じたい。心理職は，その変化が真に人の「こころ」や「からだ」「いのち」に最善であるかという問いももち続け，受け身でなく次の時代の担い手である自覚ももってほしい。

(1)「医師主導」の医療

臨床心理士第一号が誕生した1988年に筆者は総合病院に就職した。その昭和の時代，医療は医師主導で行われていた。医師以外の職種は医師の指示を必要とし，患者は受動的な立場であった。もちろん患者との対話を重視する医師や，他職種を対等の存在としてともに考え話し合う医師も多かったが，病院や医療の構造上，医師主導であったことは間違いない。

各科ごとの紙カルテは互いに参照されることも少なく，それぞれの治療は並行して進んでいた。患者の診断名や予後など情報の取り扱いは医師の裁量に委ねられ，患者家族の意向で患者本人に知らされないことも少なくなかった時代である。

精神科外来で忙しく働いていた筆者の存在も他科ではほとんど知られていなかった。

(2)「インフォームド・コンセント」の登場

その後インフォームド・コンセントの概念が登場し，その浸透に伴い患者自身の病気や治療への理解，患者の心理的な反応や自己決定支援の必要性などが注目され始めた。患者の意思決定やこころに注目することが重視されるようになっていった。

そんな中，筆者の勤務する病院では，1990 年の診療報酬改定の際に緩和ケア病棟入院料が算定されたことにより，当時国内に数例しかなかった緩和ケア病棟の設立を決定した。その準備段階として科を超えたターミナル患者の症例検討会が始まった。そこでは疾病や治療を中心に症例提示がなされていたが，筆者はターミナルケアを考えるにあたって心理社会的な視点から，「職業は？」「家族との関係は？」「経済的な状況は？」「何を大切に生きてきた人か？」「病気を知った時の反応は？」「その行動の理由や意味は何だろう？」等々，心理社会的な観点から問いかけた。当時各科ごとの症例検討会では問われない新鮮な視点であったその質問に触発され，参加者は患者が生活者であることに気づき，歴史ある存在として捉える視点，関係性を考える視点，意味を問う重要性などに気づき，少しずつ議論を深め，緩和ケア病棟でのターミナルケアのイメージを作っていった。そしてその症例検討会の積み重ねが緩和ケア病棟での臨床の基盤となり，心理職の存在が知られ，その後全科で活用される布石となった。

(3) 医療の高度化・「チーム医療」の始まり

平成になるとインターネットの普及を背景に，疾病や治療に関しての情報の入手が可能になり，病院が患者に選ばれる時代になった。高度化・細分化される医療に対応するため，さらに患者サービス・患者満足度を高めるという目的のため，また機能評価などの認定を受けることも意識され，各部門の専門化は進み，ますます病院で働く専門職の種類も数も増えていった。

1999 年には厚生省が電子カルテを認可した。近年 400 床以上の大規模病院で 8 割以上が利用（2017 年現在）している電子カルテの普及により，院内での一人ひとりの患者の治療情報の共有は容易になり，医療者がそれぞれの記録を参照できるようになり，各職種が互いの存在と働きを知ることにつながった。

筆者も電子カルテの導入後，院内の他職種の役割がよりわかるようになってきた。たとえばある管理栄養士は常に笑顔で患者に安心感を与えると同時に，実は豊かな栄養学の知識で治療の一端を担う専門家であるし，ある歯科衛生士は優しく丁寧なだけでなく，口腔からの感染を防ぐ易感染状態の患者の重要な守り手である。

精神科でしか働いていなかった筆者は，医師を始め他職種の要請にこたえる形で，あるいは自らアプローチするなどして，緩和ケア病棟，小児科，NICU，ICU，産婦人科，血液内科，内分泌内科など活動の場を広げ，総合病院の中で他職種とともに働くというのが，当たり前のことになってきた。とはいってもそれは簡単な道のりではなかった。医療経済上の貢献ができない心理職の活動は，質的な貢献，つまり患者・家族，医療者にとって意味のあるものでなくてはならない。筆者はまず心理職を知ってもらうために病棟に出向き，現場を知るためにカンファレンスや行事にも参加した。いくつかの協働を通して信頼関係ができ，連携の体制を確立してしまえば，必要時に依頼をもらえるようになり，その後の協働は円滑に行われた。

(4)「チーム医療」の一員としての心理職

「チーム医療」の概念が登場したのはそれほど昔のことではない。しかし多職種が，各々の高い専門性を前提に目的と情報を共有し，患者家族を中心として，業務を分担しつつも互いに連携・補完し合い患者の状況に対応した医療を提供することというチーム医療の考え方はすでに医療の日常となっている。チームの協働により個々の負担は軽減され，医療の安全性は増し，質も担保される。

それは日々実感することである。心理職がチームから期待される守備範囲は当然「心理的問題」であるが，この領域は他職種の働きに大いに助けられている。夜勤の看護師がコールで呼ばれる前に，忙しい時間を割いて患者の元にしばらく座るようにしたことで，不安ゆえのコールは減る。理学療法士が温かい言葉かけとともに，患者に触れることによってもたらされる安心感ははかりしれない。寝たきりに近くなってしまった患者が，トイレに自分で行けるようになることを目指して多職種の協力のもとで行われたリハビリを通して，患者は笑顔を取り戻していく。

このことに心理職が羨望や無力感を感じる必要はない。そのかわり「翌日の変化は昨夜の看護師とのかかわりが関係しているのかもしれない」「日頃理学療法士に触れられて安心感を体感していたからこそ，距離のあった家族にも自然に手を差しだしたのかもしれない」「このタイミングでできることがあると感じられたのは，患者にとっての生きる希望につながったのではないか」とその患者に関わる医療者にとっての意味として理解して伝え返すことなど，患者に直接かかわらなくても心理職にできることはある。

もちろん，心理職が患者のこころの聴き手として選ばれることもあるし，多職種から相談されることも少なくない。心理職のこころにも深くきざまれる患者との出会いもある。しかしわかりやすく手ごたえのあるそれらを自ら求めて動くのではなく，患者や家族や多職種も含めたそれぞれの内包する力が発揮できること，レジリエンス（精神的な回復力）を高められることを目指し，患者や家族がその人らしくいられるように，チームがうまく機能しているか全体を俯瞰しながらその一員としてありたい。

(5) 医療における心理職の役割

さてここで医療における心理職の役割を整理してみよう。

患者に対して生物・心理・社会モデルの視点をもって包括的に対応する必要から，医療チームの中で心理職はその大切な役割を担い，医療現場で活躍することが求められている。

津川（2012）は，「医療が生きる人間を扱う以上，心の問題を無視できないのは当然であろう。専門家として，医療のどの分野でもコメントが期待されているのに，心理職の人たちが適切な発言をしないという批判をよく耳にする。心理の専門家がどの医療分野にも進出して積極的に発言するようになるのが年来の私の願いである」との臨床心理士第一号の成瀬悟策の言葉を紹介し，「この期待に応えられる臨床心理士に早くなりたい，定かな臨床実践を土台として，医療保健領域の未来のために適切な発言ができる臨床心理士になりたい。心からそう思う」と述べている。

心理職としてアセスメントをすることの大切さ，その技法を磨くことなどは多くの場面で学ぶことができるが，この「適切な発言ができる」ことの重要性は知っておきたい。症例検討会のように比較的じっくり話し合えるところでは心理職も自分の考えを発言できるだろう。しかし驚くほど短時間で全職種がそれぞれに意見を言い方針を集約していくような，医療の多職種カンファレンスのスピード感への適応はかなりの努力を要する。他職種から質問され即答を求められることも少なくない。医療現場で働く心理職は日々の臨床実践の中，現場で鍛えられることになるだろう。簡単に言葉にならないこころを対象とする仕事であるが，それを一言で言わねばならないときもある。多くの言葉を知り言葉への感受性を磨き，的確な言葉を紡ぎだせる心理職でありたい。同時に必要に迫られたからといって不確かに発言することなく，わからないことはわからないと言う潔さももっていたい。

まだ臨床心理士の資格もない時代から医療現場では現場のニーズにこたえる形で，最初は主に精神科領域で心理職が働き始めた。今後はどの領域にも心理職が求められる可能性はある。公認心理師という国家資格も誕生した。求められる職責はさらに大きなものになっていくだろう。多くの国家資格がともに働く医療現場においてはなおさら，心理職はその専門性を意識して，期待される役割を果たしていきたい。

(6)「多職種協働」に求められるもの

さて歴史の話に戻ろう。医療の不確実性や高度化により医療や代替医療の選択肢の増加，高齢化・認知症の増加，生き方や価値観が多様化する中，医療的な最善の提案が医療者から説明されて患者が同意するというインフォームド・コンセントの概念は限界を迎えた。患者が十分に理解し同意できる支援がない中，合意のプロセスは存在しない。そこでこれからの意思決定支援として多職種からなる医療チームと患者家族双方向のコミュニケーションによる相談と合意のプロセスによって行われる shared decision making（共有された意思決定）という概念が登場した。意思決定モデルは同意から合意へとより協働的なものになってきた。同意の上でのコンプライアンス（説明に同意し治療方針を順守すること）が患者に求められた時代から，アドヒアランス（患者がチームの一員として主体的に参加し，患者の自己決定権や権利を尊重した上で，相互理解に基づく治療方針に従って支援をうけること）が重視される時代になってきた。

そんな中「多職種協働」はさらに大きなテーマも抱えることになった。日本はすでに超高齢社会に入り（2007年），後期高齢者が前期高齢者を上回る重老齢社会が到来（2018年）し，医療と介護の未来がどうあるべきか思索が重ねられている。患者の意思決定は倫理的な問題も含んで複雑さを増している。

「人生の最終段階のおける医療・ケアの決定プロセスに関するガイドライン」（厚生労働省，2018）には以下のように記されている。

> 医師等の医療従事者から適切な情報提供と説明がなされ，それに基づいて医療・ケアを受ける本人が多専門職種の医療・介護従事者から構成される医療・ケアチームと十分な話し合いを行い，本人による意思決定を基本としたうえで，人生の最終段階における医療・ケアを進めることが最も重要な原則である。

重い障害・治療困難な疾病をかかえた患者の治療選択。話し合いを重ねても治療方針の合意が得られない患者・あるいは家族。新生児や意識障害のある患者，認知症患者など本人の意志確認が困難な場合はどうしていくか。

心理職も加わるこのような臨床倫理にかかわる話し合いは近年その数を増し，倫理コンサルテーションの必要性は増している。いずれも患者家族は葛藤し，関係する医療者の心を大きく動かす問題である。だからこそ心理職もそこに存在し，一人で決めないこと，皆で話し合うことに意義があることを確認し合い，安心してそれぞれの思いが言葉にできる場を維持することに貢献できればと思う。

このガイドラインには「生命を短縮させる意図をもつ積極的安楽死は，本ガイドラインでは対象としない」とただし書きがある。この章を読む若き臨床心理士・公認心理師がいつか中堅・ベテランとなる頃には，諸外国のように尊厳死や安楽死というテーマにも取り組む時代になるのかもしれない。

心理職が病院で果たしうる役割は尽きないが，それを果たせる専門家であるために，そして難しい倫理的な課題にひるまずそこに取り組むために，まずは目の前の一人ひとりの患者と誠実に向き合い，自分たちが果たすべき職業倫理について真摯に考え実践を重ねたい。

次の節ではその実践の方法について解説する。

◉心理職の動き方の実際

病院勤務において心理職は「多職種協働」を行っていくために以下のことを心がけていきたい。

(1) 依頼を受けるために

まず心理職の存在と依頼の方法を知ってもらうことが必要である。自ら挨拶と説明に行くこともありうるし，その領域での最初の依頼を通じて丁寧に関係をつくっていくという方法もあるだろう。信頼を得られるまでの関係づくりは重要である。もちろん信頼関係を作るべきは医師だけではなく，すべての他職種が対象である。一つひとつの仕事に丁寧に取り組むことが大切である。前提として，総合病院で働くために必要なアセスメント能力・コミュニケーション能力・バランス感覚を備える（野田，2007）ための自己研鑽が必要である。

(2) 依頼を受ける

心理職への依頼は主治医からだけでなく他職種からの場合もあるが，誰からのどのような目的での依頼かを確認し，患者がそれをどう了解しているかを確認した上で，できるだけ早く対応する。当日対応が望ましいが，それができない場合にも，依頼を受けたこと，いつ面接を行う予定であるかをカルテに記載する。

(3) 面接の前に

関与の前に必ずカルテを読んで，入院中であれば病棟看護師に関与する旨を伝えて現在の患者の状態の情報共有をする。易感染状態でクリーンルームから出られない場合もあるし，ベッドサイドで話すか，病棟の面談室か，外来心理室に来ることが可能か，車椅子移乗ができるかなど患者の心身の状態を把握しておく。このことは心理職の関与を円滑にするとともに，病棟での治療や生活，現在の状況を理解することにつながる。

(4) 面接後の情報共有とカルテ記載

心理職が患者に関与したのち，心理アセスメントや今後の方針についてはすみやかに依頼者や関係者と共有することがのぞましい。入院中であれば病棟に立ち寄り，担当看護師と話し合いたい。病棟ごとに異なる雰囲気や文化も体感できる。

そして何より大切なのは的確なカルテ記載である。専門用語ではなく共通言語で，正確に，客観的に，迅速に，他職種にわかりやすく書く必要がある。カルテはもちろん患者のための診療録であるが，互いの記載を読む中でそれぞれの治療観や患者に対する姿勢も伝わってくる。

心理職という医療の中での新参者がどのように患者とかかわりどのようにアセスメントをしているか，その表現媒体ともなりうる。読み手を意識して的確に書くことを心がけたい。

多くの医療者が参照できる電子カルテの心理面接記録は患者への配慮も必要になる。筆者は初回面接の際にカルテ記載に関しての希望を患者に尋ね，尊重することを心がけている。その際特定の内容については書かないでほしいと言われることもある。その内容が他職種と共有する必要がある場合には，患者と話し合って了解を得る。

また，患者からの請求によってカルテは開示されるということも意識しておきたい。各病院のカルテのどの部分が開示対象であるか，あらかじめ把握しておくことを勧める。患者の意識していない部分や知的能力，性格特徴などを記載する際にも，カルテが開示され患者自身の目に触れる可能性があることも念頭におきながら，必要なことを的確に記述ができるよう日頃から丁寧な言葉の選択を心がけたい。

カルテには面接の内容，患者の印象，心理アセスメントと今後の方針と予定を簡潔に記す。医師や看護師と同じSOAP形式で記載している場合も同様である（第2部の心理アセスメントの章を参照されたい）。また医療現場で働き始めたら，他職種のカルテもしっかり読んで，自身の記録を客観的にみる視点も養ってほしい。

(5)　他職種との情報共有

入院患者の面接に病棟に出向く際には，毎回必ず最新のカルテを読んでいく。他職種との情報共有の際に，直近のカルテを読んでおくことが話をスムーズにし，踏み込んだやりとりを可能にする。偶然の気軽な軒先ミーティング（加藤，2017）を重ねていくことで，互いの思いを共有し，目的を確認し，相互の理解を深め，互いの役割を補完し合うきめ細かな協働が可能になる。

(6)　カンファレンスへの参加

関与している患者が話題になるカンファレンスには積極的に参加し，他職種の意見を聞いておきたい。そして求められたときには手短に的確に丁寧に発言したい。心理職にとって新しい領域にかかわるときには，その領域の背景や文化，疾病や治療などの知識の獲得にもつながるので，カンファレンスには日頃から参加して理解を深めておきたい。

◉「多職種協働」における心理職の専門性

沼（2017）はチーム医療における臨床心理士の役割は「患者の悩みをサポートし，患者の「考える人」の側面に働きかけ，自覚の改善をうながす」ことと述べ，患者の成長や変化は「かかわりの積み重ね」によるものであるとした。

また成田（2007）は，「臨床心理士の専門性はその仕事の領域や対象にあるのではなく，その方法論に，そしてその方法論の背後にある「人間に対する姿勢」にあるのだと思う。人間をひとりの人格として尊重し，内面に関心を払い，その人の歴史性とその人をめぐる諸関係を探求し，そこにある意味を見直すこと，かかわりの中で新たな意味を作り出すことにあるのだと思う」と述べている。

医療の制度上，心理職にしかできないことはない。一方他職種のこころに対する優れた洞察や，各職種の専門性に基づいた患者とのかかわりに敬意をいだくことはいくらでもある。その中で心理職は，自分にしかできないことを探し自らの存在意義を示したくなる。しかしその必要はないのかもしれない。心理職は医師や看護師でないからこそ，何かを明らかになすべき役割にしばられることなく，歴史ある存在としての患者や患者をとりまく人との関係，意識化されていない思い，患者にとって何が大切なのかという価値や意味，患者と家族の関係性だけでなく医療者や病との関係も含めた全体を俯瞰した視点からも患者について考えることができ，他職種が気づきにくいところに気づき，それを今後の関与に活かすアセスメントの視点（現象学的・人間学的・発達論的・力動論的視点など）をもっている。

その心理職としての強みをひそかにしっかりと磨きながら，患者と呼ばれている一人の人間の尊厳に畏敬の念をもち，「ともにある」（村上，1986）姿勢で「かかわりの積み重ね」をしていく心理臨床家・心の専門家でありたい。人の生と死に直接携わる医療領域で働く心理職であるからこそ。

引用文献

加藤真樹子（2017）．カルテなどを通して表現するということ　矢永由里子（編）心理臨床実践—身体科医療を中心とした心理職のためのガイドブック　誠信書房　pp.73–96.

厚生労働省（2018）．人生の最終段階における医療・ケアの決定プロセスに関するガイドライン

村上英治（1986）．伴侶者としての私—「心理臨床」発刊によせて　心理臨床（名古屋大学教育学部心理教育相談室紀要）1, 1–2.

成田善弘（2007）．精神科臨床の多様性　渡辺雄三・総田純次（編）臨床心理学にとっての精神科臨床—臨床の現場から学ぶ　人文書院　pp.14–30.

野田麻理（2007）．総合病院精神科で働くために　渡辺雄三・総田純次（編）臨床心理学にとっての精神科臨床—臨床の現場から学ぶ　人文書院　pp.283–291.

沼　初枝（2017）　チーム医療における心理臨床　矢永由里子（編）心理臨床実践—身体科医療を中心とした心理職のためのガイドブック　誠信書房　pp.54–63.

津川律子（2012）　序文　日本臨床心理士会（監修）臨床心理士のための医療保健領域における心理臨床　遠見書房　pp.11–21.

2

地域連携

◉はじめに

「連携」という言葉は，医療で働く者にとっては「チーム医療」とともによく使われ，個々の患者とのかかわりで意識し，最近では「協働」も使われるようになっている。上原（2014）は連携について「共有化された目的を持つ複数の人及び機関（非専門職も含む）が，単独では解決できない課題に対して，主体的に協力関係を構築して，目的達成に向けて取り組む相互関係の過程」と定義している。この考え方は，病院や相談機関内部のスタッフだけではなく，問題をもった個人を取り巻く多くの人が協力し合うことを示している。現在，まだまだこうした連携が十分に行われてはいないが，困難な問題や事例において多くの人や機関が連携する，つまり地域が連携することが求められ，それが当たり前のことになってきている。今回は私が経験した地域連携を通して感じたこと，考えたことを述べていきたい。

私の好きなある海外ドラマでは，それぞれが自分には何ができ，どうしたらいいのか，どうしたいのか，何を目標とするのかと悩みながら，チームで生死をかけて戦っている。リーダーや個の力がどんなに優れていても，内部分裂は起き，チームがまとまることは非常に難しい。仲良しグループではなく，相反する考えも受け入れて初めてグループは成長していく。

はたして，地域の中で私たちは生き残っていけるのであろうか。

◉私自身の地域とのかかわり

私自身が，今から30年ほど前，大学病院で病院臨床を始めた頃は，医師や看護師との情報交換や役割の確認，相談を意識していたが，それ以外支援者とのかかわりはほとんどなかった。その後単科精神病院に移っても，そこは町から離れた場所で当時はまだ地域との交流はほとんどなく，治療の場というよりも社会とは隔絶されたゆったりと時間が流れる生活の場であるため，外とのつながりはスポーツなどを通して県内の病院と交流する程度であった。担当患者が仕事につき，雇い主がその人への対応に困り，ソーシャルワーカー（精神保健福祉士）が連絡を取り合うことはあった。しかし，ここでも私自身が直接地域の支援者とやり取りすることはなかった。その後，地域のクリニックで働き，前の職場とは違い気軽に受診する人が多く，相談内容も時に家庭内の問題であることもあり，地域との近さは感じた。だが，朝から晩まで心理療法・心理アセスメントに追われ，私はもっぱら患者の内的な問題に目を向け，患者の取り巻くものを考えるにしても家族のことぐらいであった。協働治療者である主治医とでさえ話す時間も余りなく，相変わらず地域との交流も乏しかった。

しかし，現在の職場である地域の精神病院に変わり状況は一転した。教育・福祉・行政・医療・地域保健あるいは地域の人々とのかかわりが普通になっていった。

◉地域共生社会について

私の感覚では，多くの精神病院が2000年前後からやっと地域に向けて動き出したと思われる。この頃から私の勤務する病院も授産施設（現在の就労継続支援事業所）を立ち上げ，院内では急性期病棟が動き出し，DCの運用・プログラムも変わり始めた。さらには，ここ数年の精神福祉政策の改革（入院医療中心から地域生活中心へ・地域包括ケアシステムの構築）により，退院支援，福祉施設の開所，訪問看護などのアウトリーチ，入院患者のためのお祭り・行事ではなく地域を意識したイベントや講演会の開催，地域交流の居場所作り（認知症などのカフェ）など，積極的に取り組むようになった。ただし，家族会活動は盛んではなくなり，親の高齢化や入院の短期化もあり，家族と病院や家族同士のつながりは薄れてきている。

こうした中，厚生労働省は平成28（2016）年の改革で「日本一億総活躍プラン」，翌年「「地域共生社会」の実現に向けて」を掲げ，地域共生社会の実現のため，医療のみではなく，社会が取り組む問題として打ち出した。ここでいう，「地域共生社会」とは「制度・分野ごとの『縦割り』や「支え手」「受け手」という関係を超えて，地域住民や地域の多様な主体が『我が事』として参画し，人と人，人と資源が世代や分野を超えて『丸ごと』つながることで，住民一人ひとりの暮らしと生きがい，地域をともに創っていく社会」である（厚生労働省，2017）。国は地域のつながりや地域を基盤とする包括的支援を強化し，地域を共に創ろうと考えているのである。私の勤務する病院でも，「地域共生社会開発実践ガイド」に基づき地域の人（行政・企業・福祉・教育・専門職・市民）を集め「できることもちよりワークショップ」を開催するようになり，顔を合わせて話し合うワークを通し，お互いのできること・できないことを知り，つながりを広げる機会となっている。

また，かかわる支援者と患者（クライエント）との関係性も，昔に比べて大きく変わり，以前の医師を中心としたヒエラルキーではなくなり，患者中心へ，さらには病気・障害や問題を中心としたチーム医療・地域連携へと変化してきている（図Ⅲ-2-1）。

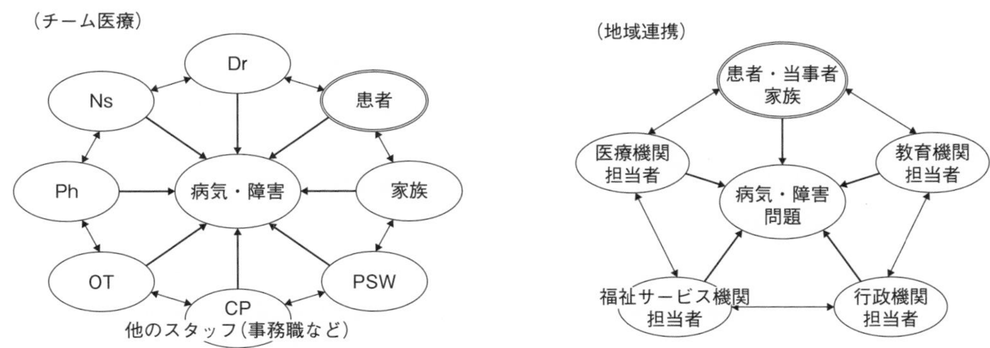

図Ⅲ-2-1　チームの関係性

◉地域連携――話し合いの場とテーマについて

連携が具体的に意識される場面として，患者の問題や患者へのかかわりについて話し合う会議がある。

病院では患者の治療や支援・サービスは日々各自が行い，定期的に，問題や変化が生じた時に院内スタッフでカンファレンス，症例検討会，クリニカルパス（標準化された治療プロセス）会議などが行われる。現在はこうした話し合いに地域の支援者も入り，あるいは地域の支援者の話し合いの場に医療スタッフが呼ばれることも増えてきている。話し合われるケースは，退院後の生活で困難が予想されたり，地域生活で問題が生じていたりするものである。これらは，ケース会議，ケア会議，担当者会議と呼ばれ，利用者（患者）がサービスや支援を利用するにあたり，本人の心理・身体・生活状況の理解と共有，目標の確認，よりよい支援を検討できるように話し合う場である。先の図のように本人・家族もその場に参加することも多く，顔なじみのネットワーク作りも目的で，地域のかかえる問題，不足している支援などもみえてくる。

また，地域と専門家，支援者などと行う会議は，個別のケースのためだけではなく，その地域・市町村の課題や問題について話し合うものもある。社会福祉協議会や保健所，市町村などが主催して行い，レベルに応じて，参加者・目的も変わるということである。地域の力で解決できる問題なのか，市レベルで事業・政策として進めるべきものかを検討していくことになる。

◉地域連携の実際

さて，地域連携の実際を，私が経験した引きこもりの支援の経験を通して紹介したい。

まず，私は行政が立ち上げた会議に参加することになった。こうした会議への出席は院内であれば精神保健福祉士に任されることが多いが，引きこもりという問題であったため臨床心理士の私が参加することになった。参加者は行政，福祉，教育，専門家，地域ボランティアなどで構成され，私は地域の医療機関からの参加であった。したがって，心理職という専門性からの立場だけではなく，地域の病院としての立場での意見，引きこもりへの理解，医療の行っていること，医療で行う上での難しさなどについて発言した。それぞれの立場で問題への取り組みを共有していく中で，地域の状況や問題などを確認していった。そして，具体的な事業として，相談窓口の開設，家族が集まれる場の提供，一般市民への啓発や当事者向けの講演会の企画を行っていった。また，相談窓口の開設では，私は相談員としても関与するようになった。相談で来談者の問題を理解していくことは普段の業務と同じであるが，面接頻度は１～２回／月と次回まで長く，継続面接もあるが地域の支援者や福祉サービス，支援機関につなげていく役割が大きく，福祉制度・サービスや社会資源の知識不足やネットワークの乏しさを痛感することになった。事例によっては関係者会議が開かれ，それぞれのかかわりを共有する中で，問題解決のためにそれぞれの立場で知恵を出し合っていった。

年に数回行われる会議や，実際の事例での関係機関や支援者とのやり取りを通して，地域との関係は近くなり，さまざまな支援者のできることや考え方を知るとともに医療や心理職の役割や考え方を伝えることができた。高齢者虐待での介入で展開したケースや，親の骨折により介護サービスが導入されたことで子供の引きこもりがわかったケースもあり，これらは多機関の連携により対応できたといえる。現在は，地域に不足している支援，新たな支援の器，引きこもっている若者への居場所の提供が課題となっている。

このように，心理職の仕事は病院で来院する患者を待つという受け身的な仕事とは大きく異なっている。ここで得た知識，技術やネットワークは，普段の病院臨床にも生かせ，地域の支援者との情報交換や相談がしやすくなった。また，ケース会議での事例検討は，私たちに馴染みのある進め方と違い勉強になった。詳細な資料を用意してそれをもとに話し合うのではなく，野中（猛）式事例検討[1)]である。皆が顔をあげ，問題に距離を取って眺め，考え，話し合う方法は，限られた時間の中多職種で行う検討会では有効である。

実際のところ，何十年も引きこもり，過去に家族が医療に相談に行ったがどうにもならなかったケースが，こうした取り組みや，地域の支援者の協力により，変化してきたことは地域連携の力といえる。

◉日常業務での地域連携

退院時，あるいは通院患者で問題が生じている場面で，かかわってきたスタッフと今後にかかわる支援者や本人が集まり，関係者会議・ケア会議が行われる。心理療法や心理アセスメントを担当している場合は参加している。会議の目的は，患者の問題を共有し，今後の目標に向かってのお互いの役割分担を確認していくが，心理職である私には，病気や心理的な問題の理解，かかわり方への助言などを求められることが多い。

地域の病院・福祉サービス機関，行政機関とは，心理検査や心理療法の経過報告書を介したやり取りもある。また，講演など啓発的な活動への依頼もある。

学校とのやり取りは多いが，生徒についての情報交換，見立てや学校でのかかわりへの助言に始まり，事例検討会へのスーパーバイザーとしての参加，講演（教員・生徒・保護者），教育委員会での会議への参加と多岐にわたる。不登校や発達障害といった問題が大半であるが，虐待や重い精神病といった場合もある。学校は障害という枠組みで理解しようとする傾向が強く，家庭の問題には踏み込むことを躊躇しているように感じられることは少なくない。そこで私は，個別の問題，本人の置かれた環境や家族関係を通した理解も伝えるようにしている。

◉連携で心がけていること

まず，ことばである。これは，多くの実践家も述べている。村瀬は「内容の正確さを損なわないまま，しかしもっと公共性のあるわかりやすい日本語でどう表現するか。生硬な術語は避けて，なおかつ自分としてはそれが当然だというような尊大な話し方や文章でもなく，まず誰が聞いても理解できる」ことばが大切であると述べており（村瀬・津川，2012），このようにできているのかまったく自信はないが，多職種であり，時には本人も参加する場であるため，聞いた人がわかる言葉で文字にしたり，話したりすることを心がけている。この場合，できるだけ時間をかけすぎず手際よく伝えることも求められるであろう。また，相手の使う言葉や知識

1）1～2枚のホワイトボードを使い，「発言した内容」「会の目的」「事例の概要」「検討事項」「アセスメント」「プランニング（急ぐことか急がないことか）と本人がすることか周りがすることかの2軸での4分類」，を書き入れながら行っていく。

への理解も必要といえ，相手を知るとともに，自分に何ができて何ができないか，大切に考えていることは何か，まさしく「自分はなんであるのか」という自分のアイデンティティを日々問いながら，チームにうまく伝えられないといけないであろう。

次に，「ほどほど」の連携である。支援者の中には強迫的に情報共有をしようとする人もいる。その患者の情報は何でも知らないといけない，他の支援者のしていることは細かく知りたいと会の場で質問をする。そして，時には相手の支援について注文をつける。その人の不安の高さや，お互いの信頼感，患者の病理によるグループ内部の分裂などが関係している。話し合いの目的を明確化することや，先にあげた野中式のプレゼンの方法の利用は有効である。お互いが顔を合わせてなじみになっていくことも，ほどよい連携につながる。相手に任せるところは任せ，自分もそれなりに周りを意識することで自分の役割を果たせるのではないだろうか。

そして，謙虚さである。心理職は患者と個別に内的な問題に取り組んでおり，自分がこの相手のことを一番知っていると考えがちである。このため，他の支援者の意見をなかなか受け入れず，関心を払わないことがある。しかし，自分の前では口が重い患者が他の支援者の前では饒舌に語っていたり，行政の支援者に治療への不満が語られたり，他の支援者の別の視点からの患者理解があったり，驚くことがある。その事実を謙虚に受け止め，学ぶことが大切である。病態の重い患者の場合には問題の解決や本人の変化や改善がないことは多く，支援者は強い無力感を抱きやすい。また，患者から投げかけられる理想化や価値下げによって，私たちの気持ちは揺さぶられ，グループは分裂する。そして，その中でグループは救世主や魔法の力を求めたくなる。私たちには万能的な特別な力はないことに気づくことが重要なのであろう。

また，患者の求めることを忘れないことも大切である。私たちは，患者の問題の理解に基づき自分たちに何ができるかと話し合うが，支援者は共感的で熱意があるので一生懸命になって考える。「こんなことで困っているだろうからこうした支援が必要だ」「こうした支援をしてあげたら本人（家族）は助かるにちがいがない」。しかし，本人は本当にそれを必要としているのだろうか。患者へのエンパワメントを大切にしてかかわっているが，これが逆に本人の自助活動を妨げてはいないだろうか。私はいつもこうしたことを感じると「本人の望んでいることは？」「彼はどうなりたいと話していますか？」と発言することが多い。

最後に，専門性を意識することである。以前私は単科精神病院での臨床心理士としての仕事について「あいまいさ」という視点から振り返ったことがある（來多，1999）。現在地域連携が進む中でそれぞれの専門性の発揮が求められてはいるが，佐藤（2015）は地域連携において「場合によっては役割を相互乗り入れする形で支援を行うことが求められる（このようなチームを「超職種チーム（Trans Disciplinary-Team: TDT）と呼ぶ)」と述べ，専門性にこだわる態度はチームにとってよくないと考えている。他の支援者がよき聴き手となる場合はあり，私たちだけの役割ではない。また，患者理解に対して同じオリエンテーション，理論や考え方をもっている支援者もいる。私たちが幅広い生活支援を行うこともある。しかし，日々の業務に追われていくと，結局は，何でも屋となり，専門性がわからないということになりかねない。生活支援のための具体的な助言や情報を提供していくことはあっても，自分の専門性は忘れずにいたいと考える。

◉おわりに――地域連携の中で考えていること

地域でのチームの中で，実際のところ，私たち臨床心理士が患者に対してどうかかわっていくのがよいのだろうか。チームでのかかわりには，地域生活を送るために自宅に訪問し相談にのり，掃除や洗濯・料理を作り，時には一緒にハローワークに行き，関連機関と連携を取り合って本人がうまく支援が受けられるようにし，家族や地域の人との関係改善のために調整役として動くなど，さまざまなものがある。本人にはとても助かる「ケア」であり，感謝もされる。具体的な行動であり，成果も皆で共有しやすい。私たちの中でもオリエンテーション（たとえば行動療法的なアプローチ）によっては，それほど違和感をもたないかもしれない。しかし，こうしたケアにより患者の主体性や意欲を妨げ，自尊心を低下させてはいないであろうか。支援者の価値観を患者に押し付けてはいないだろうか。「デイケアにも来ないで家に閉じこもっているのは良くない」「人との交流が大事」という意見をよく耳にする。果たしてそうだろうか。「自閉の利用」（神田橋・荒木，1976）などといった考えを若い人たちは知らないであろうが，一見すると問題行動としてみられるものであっても重篤な精神病者にとっては自助の活動であり，治療者はそうしたものを「妨げない」ことが大切である。したがって，私自身は，治療において内界志向的でもあり，その人の心に向き合っていこうと考えているため，ケアを中心とした活動にはうまく乗り切れない。私はその人自身の今までの生き方や，その人の内面の理解をしていきたい。そして，手を出してしまえば簡単なことであるがそれをせず，河合（1992）が述べるように「心理療法家はできる限り，心理エネルギーを使う方に賭けるように心がける」ことを大事にし，すぐには動かないでいたいと考えている。

生き残りをかけたサバイバルではないが，チームの中で心理職が生き残っていくためには，自分の技量を日々磨きながら患者と向き合い，周りとともに一緒に動きすぎずに，できることを淡々と行っていくことが重要なのではないだろうか。“JUST SURVIVE SOMEHOW”

引用文献

神田橋條治・荒木富士夫（1976）．「自閉」の利用―精神分裂病者への助力の試み　精神神経学雑誌, **78**(1), pp.43–57.
河合隼雄（1992）．心理療法序説　岩波書店
來多泰明（1999）．患者と治療者をめぐる「あいまいさ」について　渡辺雄三（編）仕事としての心理療法　人文書院　pp.215–236.
厚生労働省（2017）．「地域共生社会」の実現に向けて〈https://www.mhlw.go.jp/file/04-Houdouhappyou-12601000-Seisakutoukatsukan-Sanjikanshitsu_Shakaihoshoutantou/0000150632.pdf〉（2020 年 7 月 31 日確認）
村瀬嘉代子・津川律子（編）（2012）．事例で学ぶ臨床心理アセスメント入門（臨床心理学増刊第 4 号）　金剛出版
佐藤さやか（2015）．地域精神保健―リハビリテーションと生活支援　臨床心理学, **15**(1), 49–53.
上原　久（2014）．連携の概念と関係性　野中　猛・野中ケアマネジメント研究会　多職種連携の技術―地域生活支援のための理論と実践　中央法規出版　p.228.

参考文献

厚生労働省（2010）．ひきこもりの評価・支援に関するガイドライン〈https://www.mhlw.go.jp/file/06-Seisakujouhou-12000000-Shakaiengokyoku-Shakai/0000147789.pdf〉（2020 年 7 月 31 日確認）
日本障害者リハビリテーション協会（2016）．CBID 研修プログラム開発事業　地域に根ざした共生社会づくり〈https://www.dinf.ne.jp/doc/japanese/intl/cbr/cbid2016/〉（2020 年 10 月 5 日確認）
氏原　寛・成田善弘（編）（2000）．臨床心理学③ コミュニティ心理学とコンサルテーション・リエゾン―地域臨床・教育・研修　培風館

IV　知っておきたい関連知識

第IV部では，関連法規と薬物療法について取り扱う。医療分野での各種法規およびその法的根拠を理解しておくことは，業務を遂行する上で必須となる。また，薬物療法に関する理解が不十分な場合は，クライエントの見立てや支援を行う際に，望ましくない方向に導いてしまう恐れがある。心理職も他職種と同様に，関連法規と薬物療法についての基礎的な理解を獲得しておく必要がある。

1 関連法規・制度

◉医療における法規

(1) 医療分野の心理職

医療分野における法律には大きく，医療を行う場所（医療施設の規制に関する法律）に関連した「医療法」，医療を行う人の資格や業務に関する各法律，その他がある。医療法は「医療を受ける者の利益の保護及び良質かつ適切な医療を効率的に提供する体制の確保を図り，もつて国民の健康の保持に寄与することを目的」（第一条）として必要事項，及び医療提供施設の機能や連携を定めている。さらに，「生命の尊重と個人の尊厳の保持を旨とし，医師，歯科医師，薬剤師，看護師その他の医療の担い手と医療を受ける者との信頼関係に基づき，（中略）単に治療のみならず，疾病の予防のための措置及びリハビリテーションを含む良質かつ適切なものでなければならない」として，医療を提供することの理念を謳っている。

一方，医療の担い手である各職種には，その根拠となる法律が定められている。主たるものとして，以下（表Ⅳ-1-1）の職種と法律があり，心理職も2017年9月から公認心理師法（表Ⅳ-1-2）が施行されている。医療における心理職は，多職種と連携し，これら医療における法の下で良質かつ適切な支援を提供する役割を担う。このように医療分野において，心理職は，どのような医療機関（施設）で，どのような医療の担い手（職種）とともに，どのような医療（支援）を受ける者に対して，どのような支援を提供できるのか十分に自覚し，期待される役割を果たすことが，従来以上に求められる。

表Ⅳ-1-1　職種ごとの法律

職　種	法律と公布年	
医　師	医師法（1948年）	医療及び保健指導を掌ることによつて公衆衛生の向上及び増進に寄与し，もつて国民の健康な生活を確保する
薬剤師	薬剤師法（1960年）	調剤，医薬品の供給その他薬事衛生をつかさどることによつて，公衆衛生の向上及び増進に寄与し，もつて国民の健康な生活を確保する
保健師・助産師・看護師	保健師助産師看護師法（1948年）	保健師，助産師及び看護師の資質を向上し，もつて医療及び公衆衛生の普及向上を図る
作業療法士	理学療法士及び作業療法士法（1965年）	「作業療法」とは，身体又は精神に障害のある者に対し，主としてその応用的動作能力又は社会的適応能力の回復を図るため，手芸，工作その他の作業を行なわせる
精神保健福祉士	精神保健福祉法（1997年）	精神保健の向上及び精神障害者の福祉の増進に寄与する
言語聴覚士	言語聴覚士法（1997年）	音声機能，言語機能又は聴覚に障害のある者についてその機能の維持向上を図るため，言語訓練その他の訓練，これに必要な検査及び助言，指導その他の援助を行う

表Ⅳ-1-2　公認心理師法

公認心理師法
第一条　この法律は，公認心理師の資格を定めて，その業務の適正を図り，もって国民の心の健康の保持増進に寄与することを目的とする
第二条　「公認心理師」とは，公認心理師の名称を用いて，保健医療，福祉，教育その他の分野において，心理学に関する専門的知識及び技術をもって，次に掲げる行為を行うことを業とする者
一　心理に関する支援を要する者の心理状態を観察し，その結果を分析する
二　心理に関する支援を要する者に対し，その心理に関する相談に応じ，助言，指導その他の援助を行う
三　心理に関する支援を要する者の関係者に対し，その相談に応じ，助言，指導その他の援助を行う
四　心の健康に関する知識の普及を図るための教育及び情報の提供を行う

(2) 医療保険制度における臨床心理検査と各種療法

日本医療制度の大きな特徴の一つは，健康保険法の規定に基づき，診療報酬が定められていることである。診療報酬とは，保険診療における医療行為などについて計算される報酬の対価のことであり，2年ごとに厚生労働省が告示する診療報酬点数表によって算定されている。1958年厚生省は，「健康保険法の規定に基づき，療養に要する費用の額の算定方法を次のように定める（略）」として，保険医療機関に係る診療や療養に要する費用の額を制定した。以降，現在に至る約半世紀の間に，厚生省は厚生労働省に統合され，医療の世界は飛躍的に変化し，何度か診療報酬体系の改革が行なわれたが，この診療報酬点数の考え方は（日本の保険医療制度は）基本的に一貫している。

しかし心理職はながらく国家資格でなかったため，主たる業務である心理検査やカウンセリングは，診療報酬の中で明確に位置づけられてこなかった。そのため心理士自身が，診療報酬における臨床心理・神経心理検査の歴史や現状について十分把握できていない状況もあった。検査の種類はこの十数年で様変わりしている。各心理検査に習熟し，患者の状態や検査目的に沿ったテストバッテリーを組み，有効なアセスメントを提供する責任が心理職にある。従来厚生労働省の文書には，精神科，児童・思春期病棟，精神科リエゾンチーム，緩和ケア関連などで臨床心理技術者という文言が使われていたが，今後は公認心理師に置き換えられていくことになる。公認心理師の業務として精神科専門療法やリエゾン関連における支援が，診療報酬上新しく算定される可能性もある。心理職にある者自身が，医療制度の動向や行政の施策をしっかり把握し，そこで発揮できる力を培っていかなければならない。

(3) インフォームド・コンセント，守秘義務，個人情報の保護

インフォームド・コンセントは，対人支援にかかわるすべての専門職が，最優先に尊重することである。心理の業務において，アセスメントや支援を提供するとき，対象となる要支援者（時には要支援者の関係者）との間でインフォームド・コンセントを取り交わす。提供する内容の十分な説明とともに，それに伴う個人情報の取り扱い，支援の記録について同意を得て，お互いに納得し共有できることが求められている。

現在の医療では電子カルテが広く普及し，2016年には77％以上の病院（400床以上）で電子カルテが導入されている。それは情報共有の迅速化や多機関の連携など医療の発展に寄与する一方，情報の管理と取り扱い次第では，守秘義務違反や個人情報の漏洩の問題が起こりうる。また患者や家族からのカルテ開示請求や治療の情報開示など，裁判で取り上げられることも多くなっている。

従来，心理職のアセスメント報告書や相談記録の書き方は，看護記録のように書式の決まった

ものはなく，個人に委ねられることが多かった。電子カルテの情報管理というハード面が改善されていくことも大事であるが，カルテを記載する側にも，専門職としての責任と，根拠ある的確な記録のテクニックが必要となる。2003 年「個人の情報に関する法律」が施行され，その後も情報化社会の進化とともに内容も改正されているため，時々に目を通しておくことは必要である。

◉精神医療と心理

(1) 精神医療における人権とその歴史

精神医療における基本的法律である「精神保健及び精神障害者福祉に関する法律」(以下，精神保健福祉法) と「心神喪失等の状態で重大な他害行為を行った者の医療及び観察等に関する法律」(以下，医療観察法) は，常に「患者の人権」と絡まって難しい問題を含んでいる。

特に精神保健福祉法は，法改正のつど精神医療政策の方向転換が行われ，支援の仕組みが変化している。たとえば，ライシャワー事件を契機に精神衛生法が改正 (1965) され，精神衛生センターの設置や地域精神衛生の整備が図られた。1984 年宇都宮病院事件を発端とする精神障害者への人権侵害は国際的にも批判を浴び，入院患者の人権擁護や社会復帰の推進を目的として精神衛生法は精神保健法 (1987) となり，障害者基本法 (1993) による精神障害の保健医療施策に加え，福祉施策を組み入れた精神保健福祉法 (1995) が制定された。入院医療中心から地域での生活という基本方針に基づき，障害をもつ者の，社会復帰の促進と自立 (障害者自立支援法，2005) を目指し，さまざまな施策がとられている。

一方，池田小学校事件 (2001) を契機として，多くの議論を踏まえ，心神喪失等の状態で重大な他害行為を行った者を対象に，厚生労働省と法務省共管の制度である医療観察法が成立している。精神医療分野に従事する各職種は，患者の人権に密接にかかわらざるをえない場合が多く，これら法律の変遷を十分理解し，「患者の人権」と「患者の同意なく行われる入院や処遇」といった，相反すると思われる治療について，誤ることなく適切に対応する必要がある。心理職も然りである。職業倫理のみならず，法律の下における専門性と責任が要求されることになる。

(2) 精神障害者の入院形態や処遇の理解

精神障害者の入院形態 (表Ⅳ-1-4) には，任意入院，医療保護入院，応急入院，措置入院があり，任意入院以外は患者の同意によらない非自発的入院である。精神症状としての興奮，自傷他害に関連する暴力，幻覚妄想による行動化など患者の安全が図れない場合には，隔離・拘束などの処遇がある。いずれも精神保健指定医の診察や判断に基づく指示により，患者の同意よりも患者の命の安全確保を優先する。この場合は精神保健指定医を中心に，入院にかかわるスタッフは適切な医療と保護のため，毎日頻回の診察や症状把握によって必要最小限の行動制限に留めることが明文化されている (精神保健福祉法第 36 条)。

表Ⅳ-1-3　精神保健福祉法

精神保健福祉法 (精神保健及び精神障害者福祉に関する法律) 「精神障害者の医療及び保護を行い，障害者の日常生活及び社会生活を総合的に支援するための法律と相まつて，その社会復帰の促進及びその自立と社会経済活動への参加の促進のために必要な援助を行い，並びにその発生の予防その他国民の精神的健康の保持及び増進に努めることによつて，精神障害者の福祉の増進及び国民の精神保健の向上を図ることを目的とする」第 1 章第 1 条

表IV-1-4　精神保健福祉法による入院形態（沼，2014）

入院形態	知事権限（区長同意）	患者本人の同意	家族などの同意	指定医の診察	その他
任意入院		○			
医療保護入院			○	○	
措置入院	○			○（2名）	「自傷他害」
（緊急措置入院）	○			○（1名可）	「自傷他害」 休日夜間での緊急時 72時間を限度
応急入院				○	72時間限度

＊医療保護入院・応急入院では，緊急やむを得ない場合，指定医以外の一定の要件を満たす医師の診察により，一定時間（12時間）に限り入院が認められる

＊「自傷他害」：措置入院や緊急入院の場合は，「自傷行為または他害行為のおそれがある状態像を認定」しており，以下の状態像に対応する場合に限定する。抑うつ状態，躁状態，幻覚妄想状態，精神運動興奮状態，昏迷状態，意識障害，知能障害，人格の病的状態

＊「精神保健指定医」：精神医療において患者の医療保護入院や措置入院の適否となる診断だけでなく，隔離や身体拘束などの行動制限の判断など人権にかかわる業務を独占的に行う（1988年）。指定医となるためには，精神科3年以上を含む5年以上の臨床経験を有する精神科医が，所定の研修を修了し一定数以上のケースレポートを提出し，審査の上認められる

(3) 患者の安全確保と守秘義務

心理職は，医師のように人権にかかわる最前線で治療するわけではないが，よく起きうることとして，心理面接場面で「誰にも言わないで欲しい」という言葉と一緒に，患者から自傷や自殺念慮が打ち明けられることがある。公認心理師が行うカウンセリングなどにおける守秘義務は，法的義務においても（公認心理師法第41条），職業倫理においても，患者との信頼関係の構築においても，もっとも重要とされる要件である。しかし患者の身の安全確保と事態の緊急性の判断を誤ることは，患者の死や訴訟問題など重大な結果を招きかねない。アセスメントや支援に関するインフォームド・コンセントを取り交わしていても，守秘義務を越えて優先させるべき状況の判断を迫られ，人権にかかわる難しい問題に遭遇することがある。

◉医療観察法

この法律は，2001年に起きた大阪池田小学校における児童殺傷事件を契機に，国会で審議が始まり，2003年公布，2005年より施行された。心神喪失又は心神耗弱の状態で重大な他害行為を行い，不起訴処分となるか無罪等が確定した人に対して，検察官より，医療観察法による医療及び観察を受けさせるべきかどうかが裁判所に申立てがなされると，鑑定を行う医療機関での入院等が行われるとともに，裁判官と精神保健審判員（必要な学識経験を有する医師）の各1名からなる合議体による審判で，処遇の要否と内容の決定が行われる。審判の結果，医療観察法の入院による医療の決定を受けた人に対しては，厚生労働大臣が指定した指定入院医療機関において，専門的な医療の提供が行われる。また，医療観察法の通院による医療の決定（入院によらない医療を受けさせる旨の決定）を受けた人及び退院を許可された人については，原

表IV-1-5　医療観察法

医療観察法（心神喪失等の状態で重大な他害行為を行った者の医療及び観察などに関する法律）
「この法律は，心神喪失等の状態で重大な他害行為を行った者に対し，その適切な処遇を決定するための手続等を定めることにより，継続的かつ適切な医療並びにその確保のために必要な観察及び指導を行うことによって，その病状の改善及びこれに伴う同様の行為の再発の防止を図り，もってその社会復帰を促進することを目的とする。」（第1条）

＊心神喪失又は心神耗弱の状態：精神障害のため善悪の区別がつかないなど，刑事責任を問えない状態

＊重大な他害行為：殺人，放火，強盗，強姦，強制わいせつ，傷害に相当する行為

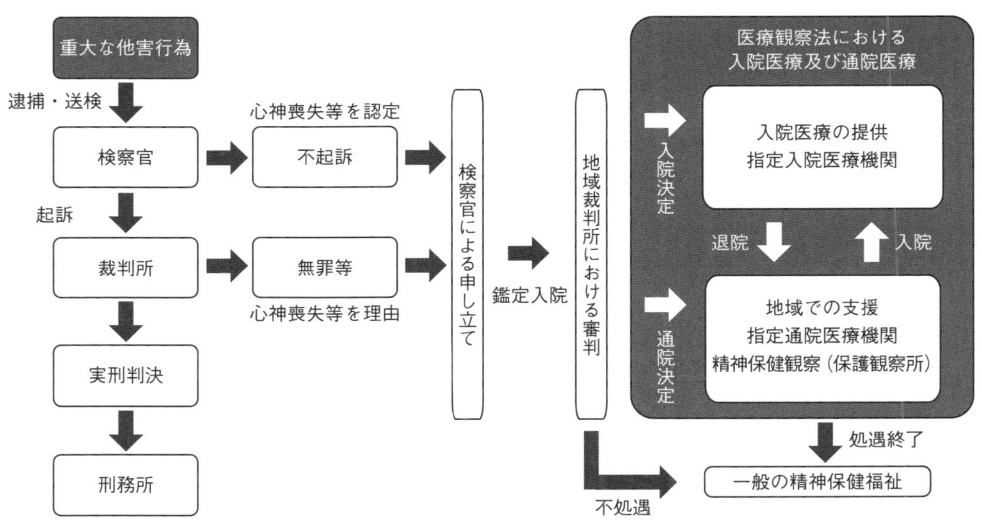

図Ⅳ-1-1　心神喪失者等の医療観察法の仕組み（厚生労働省ホームページから著者改変）

則として3年間，地域において，厚生労働大臣が指定した医療機関（指定通院医療機関）による医療を受けることとなる（図Ⅳ-1-1）。

国の責任において専門的医療を統一的に行うため，当初より多職種の一専門職として心理職は人員配置基準に規定され，アセスメントや各種心理的介入プログラムにかかわり，多職種で協働し支援に当たることが求められている。

◉その他理解しておくべき主な法律と制度

(1) 発達障害者支援法

この法律は，「発達障害者のある人の，心理機能の適正な発達及び円滑な社会生活の促進のために，発達障害の症状の発現後できるだけ早期に発達支援を行うこと」を目的として，2004年に制定された。その目的のため，学校教育における発達障害児への支援，発達障害者の就労の支援，発達障害者支援センターの指定等について定め，発達障害のある人の自立や社会参加などに生活全般にわたる支援を行うこととしている。「発達障害とは，自閉症，アスペルガー症候群，その他の広汎性発達障害，学習障害，注意欠陥多動性障害，その他これに類する脳機能の障害で，通常低年齢において発現するもの」とし，発達障害及び社会的障壁により，日常生活または 社会生活に制限を受けるものと定義している。

(2) がん対策基本法

がん対策充実のために基本計画を策定し，総合的に対策を推進することを目的に，2006年に制定された。がん対策における課題の一つとして，WHOの緩和ケアの定義に沿って「治療の初期段階から緩和ケアの実施」が明示され，緩和ケア病棟，緩和ケアチームが整備された。その後も改正を重ね，2016年には，働く人ががんに罹患しても雇用を継続できるように配慮する「事業主の責務」やがん患者の就労に関する啓発，地域社会の環境整備など施策が広がっている。がん診療連携拠点病院を中心に作られている緩和ケアチームでは，当初から心理職が多職種の一員として加わることが多かった。

(3) 自殺対策基本法

1990年代から続く自殺者数3万人という日本の状況に危機感を抱き，超党派議員で構成された有志の会により，議員立法として2006年成立した。自殺対策を総合的に推進し，自殺防止や自殺者の親族等への支援の充実を図ることを目的としている。内閣府による「自殺総合対策大綱」はおおむね5年ごとに見直しがされ，2016年には自殺対策推進業務が厚生労働省に移管され，自殺対策基本計画を都道府県だけでなく市町村にも策定することが義務づけられた。「誰も自殺に追い込まれることのない社会の実現を目指して」自殺死亡率を減少させることを目指している。

(4) 成年後見制度

禁治産・準禁治産制度の改正が成立し2000年から施行された。認知症の高齢者や知的障害者，精神障害者など，判断能力が不十分な成人の財産管理や契約，福祉サービスの利用契約，遺産分割協議等について，選任された成年後見人が代理して行う制度である。判断能力に障害を有していても，自己決定能力がないとみなすのではなく，その残存能力と自己決定を尊重しながら，財産保護と自己の意思を反映させた生活を社会的に実現させる，ノーマライゼーションの思想が背景にある。制度の内容としては，大きく分け法定後見制度・任意後見制度の二つがあり，法定後見制度は，「後見」「保佐」「補助」の三つに分かれており，判断能力の程度など本人の事情に応じて制度を選べるようになっている。

引用・参考文献

関連制度は，以下の厚生労働省のHPや電子政府の総合窓口e-Gov法令検索などで調べることができる。

医師法〈https://www.mhlw.go.jp/web/t_doc?dataId=80001000&dataType=0&pageNo=1〉(2020年7月31日確認)

薬剤師法〈https://www.mhlw.go.jp/web/t_doc?dataId=81001000&dataType=0&pageNo=1〉(2020年7月31日確認)

保健師助産師看護師法〈https://www.mhlw.go.jp/web/t_doc?dataId=80078000&dataType=0&pageNo=1〉(2020年7月31日確認)

理学療法士及び作業療法士法〈https://www.mhlw.go.jp/web/t_doc?dataId=80038000&dataType=0&pageNo=1〉(2020年7月31日確認)

精神保健福祉士法〈https://www.mhlw.go.jp/web/t_doc?dataId=80998052&dataType=0&pageNo=1〉(2020年7月31日確認)

言語聴覚士法〈https://www.mhlw.go.jp/web/t_doc?dataId=80998053&dataType=0&pageNo=1〉(2020年7月31日確認)

公認心理師法〈https://www.mhlw.go.jp/file/06-Seisakujouhou-12200000-Shakaiengokyokushougaihokenfukushibu/0000121345.pdf〉(2020年7月31日確認)

厚生労働省(2016). 発達障害者支援法の改正について〈https://www.mhlw.go.jp/file/05-Shingikai-12601000-Seisakutoukatsukan-Sanjikanshitsu_Shakaihoshoutantou/0000128829.pdf〉(2020年7月31日確認)

厚生労働省　心神喪失者等医療観察法概要〈https://www.mhlw.go.jp/stf/seisakunitsuite/bunya/hukushi_kaigo/shougaishahukushi/sinsin/gaiyo.html〉(2020年8月21日確認)

金子和夫(監修)津川律子・元永拓郎(編)(2016). 心の専門家が出会う法律 新版—臨床実践のために　誠信書房

子安増生・丹野義彦(編)(2018). 公認心理師エッセンシャルズ　有斐閣

沼　初枝(2014). 心理のための精神医学概論　ナカニシヤ出版

野島一彦(監修)・津川律子・江口昌克(編)(2019). 公認心理師分野別テキスト① 保健医療分野　創元社

2

薬物療法の基礎知識

◉はじめに

現代の精神疾患をもつ患者への治療において，薬物療法が大きな役割を果たしていることはいうまでもない。1949年に炭酸リチウムが抗躁作用をもつことが発表され，1950年代にはクロルプロマジンの抗精神病作用が，またイミプラミンの抗うつ作用が見出され，これらの向精神薬の登場は精神疾患の治療を大きく変えていくこととなった。

医療現場での公認心理師の業務においても，向精神薬に対する基礎的な知識は不可欠のものである。本章では向精神薬に関する基本的な捉え方について述べるとともに，身体疾患の治療薬による心理，行動に影響への影響についても解説を行う。

◉向精神薬の薬理作用と薬物動態

(1) 神経伝達の基本

向精神薬の大半は脳内での神経細胞間の情報伝達を修飾することによって，その効果が発現する。神経伝達は一般に神経細胞同士の接続部（シナプス）において行われ，主に化学物質（神経伝達物質）によって情報が受け渡される。シナプス部では細胞間にわずかに隙間（シナプス間隙）があり，情報を与える側の神経細胞（シナプス前細胞）の軸索末端からここに神経伝達物質が放出され，この物質が情報を受け取る側の神経細胞（シナプス後細胞）の表面にある受容体に結合することによって，情報の伝達が成立する。

さらにシナプス間隙に放出された神経伝達物質はトランスポーターと呼ばれるポンプによって細胞内に回収され，シナプス間隙における濃度を適切に制御されている。

神経伝達物質には多くの種類があり，脳内の神経回路の中で異なった役割を担っている。また，同じ伝達物質による神経伝達に関わる受容体やトランスポーターであっても複数のタイプがあり，向精神薬の感受性も異なっている。

(2) 神経伝達に対する薬理効果

向精神薬の多くは神経伝達物質の受容体を構成するタンパク質に結合し，情報伝達の程度を変化させることによって効果を現す。

1）アゴニスト作用　薬物が神経伝達物質にかわって受容体に結合し，伝達物質と同等またはそれ以上の神経伝達を引き起こす。

2）部分アゴニスト作用　　薬物が神経伝達物質にかわって受容体に結合するが，伝達物質によるものよりも小さな神経伝達を引き起こす。

3）アンタゴニスト作用　　薬物が神経伝達物質にかわって受容体に結合するが，神経伝達を引き起こさない。

4）修飾作用　　薬物が神経伝達物質の結合部位とは異なる部位に結合し，神経伝達物質による神経伝達の効率を変化させる（アロステリック効果）。

ここにあげた作用のほかにも，シナプス前細胞からの神経伝達物質の遊離を促進したり，トランスポーターの働きを変化させたりする，伝達物質の代謝速度を変化させるなど，さまざまな薬理作用をもつ薬物が使用されている。

(3) 薬物動態と効果発現

向精神薬は主に経口投与によって消化管から吸収され，体内に取り込まれ効果を現す。他に経静脈投与，経皮投与，筋肉内投与などが行われることがある。体内に吸収された薬物は代謝，排泄によりいずれ体内での濃度を減じ効果を発揮しなくなる。薬物やその投与形態によって吸収や代謝，排泄の速度は大きく異なるため，効果の発現時間，持続時間が異なり，また適切な投与間隔も異なってくる。

向精神薬の中にはその効果や副作用の発現に数日を要したり，中には数週間から数ヵ月かかったりするものがある。これは投与により体内の薬物濃度が上昇するのに時間がかかったり，また薬物の継続投与による受容体の感受性の変化や神経新生などの時間のかかる反応を介してその効果が現れたりしていることによると考えられている。

医療現場においては投与されている薬物の種類だけではなく，その効果や副作用の発現，持続の予想される時期についても，念頭におけるとよい。特に副作用の中には開始や増量の時期だけでなく，維持期や減量・中止の際に現れるものがあり，注意を要する。

◉向精神薬の分類と名称

向精神薬については，いくつかの異なった階層での区分が行われており，初学者を迷わせている。医療現場ではそれぞれのカテゴリーが何に基づいて分類されているのかを意識しておくことで，薬物に関する理解がいくらか容易となる。業務のなかでは個々の薬剤の名称や特徴を把握することが必要となることもあるが，まずはカテゴリーごとのおおまかな特徴について基本的な知識をもっておけるとよい（表Ⅳ-2-1）。

(1) 古典的な分類

もっとも古典的な分類は，向精神薬の治療対象となる疾患による分類である。医療現場でも日常的にもっともよく用いられる分類でもある。しかしここで留意しておくべきなのは，このカテゴリーの名称はあくまでも出発点であり，同一の薬物が多様な精神疾患に用いられているということである。

表Ⅳ-2-1 代表的な向精神薬の分類と主な副作用

古典的分類	薬理学的分類	主要な薬理作用	代表的な薬剤の一般名	主要な商品名	特記すべき副作用*
抗精神病薬	第一世代抗精神病薬（定型抗精神病薬）	ドパミン受容体アンタゴニスト	クロルプロマジン	コントミン・ウィンタミン	錐体外路症状 抗コリン作用・自律神経症状 悪性症候群・セロトニン症候群
			ハロペリドール	セレネース	
	第二世代抗精神病薬（非定型抗精神病薬）	セロトニン‐ドパミン受容体アンタゴニスト	リスペリドン	リスパダール	
		多元受容体作用（MARTA）	オランザピン	ジプレキサ	肥満・糖尿病 悪性症候群・セロトニン症候群
		ドパミン受容体部分アゴニスト	アリピプラゾール	エビリファイ	
抗うつ薬	三環系抗うつ薬	セロトニン・ノルアドレナリントランスポーター阻害	イミプラミン	トフラニール	抗コリン作用 賦活症状 セロトニン症候群・悪性症候群
	四環系抗うつ薬		ミアンセリン	テトラミド	
	選択的セロトニン再取り込み阻害薬 SSRI	セロトニントランスポーター阻害	エスシタロプラム	レクサプロ	消化器症状 賦活症状 セロトニン症候群・悪性症候群
	選択的セロトニン・ノルアドレナリン再取り込み阻害薬 SNRI	セロトニン・ノルアドレナリントランスポーター阻害	ベンラファキシン	イフェクサー	
抗不安薬	ベンゾジアゼピン系抗不安薬・睡眠薬	ベンゾジアゼピン受容体アゴニスト （GABA 受容体へのアロステリック効果発現）	ロラゼパム	ワイパックス	依存性・耐性 筋弛緩作用・転倒
睡眠薬			フルニトラゼパム	ロヒプノール	
	非ベンゾジアゼピン系睡眠薬	ω1選択的ベンゾジアゼピン受容体アゴニスト	ゾルピデム	マイスリー	依存性・耐性
	メラトニン受容体作動薬	メラトニン受容体アゴニスト	ラメルテオン	ロゼレム	傾眠
	オレキシン受容体拮抗薬	オレキシン受容体アゴニスト	スボレキサント	ベルソムラ	悪夢
気分安定薬	リチウム	定説なし	リチウム	リーマス	急性中毒
	抗てんかん薬・抗躁薬	興奮系抑制	ラモトリギン	ラミクタール	皮膚症状
抗 ADHD 薬	中枢神経刺激薬	ドパミントランスポーター阻害・遊離促進	メチルフェニデート	コンサータ	食欲減退 入眠困難
	選択的ノルアドレナリン再取り込み阻害薬	ノルアドレナリントランスポーター阻害	アトモキセチン	ストラテラ	食欲減退
	α2アドレナリン受容体作動薬	α2アドレナリン受容体アゴニスト	グアンファシン	インチュニブ	起立性低血圧
抗認知症薬	コリンエステラーゼ阻害薬	コリンエステラーゼ阻害	ドネペジル	アリセプト	食欲減退 不整脈
	NMDA 受容体拮抗薬	NMDA 受容体アンタゴニスト	メマンチン	メマリー	

＊本表には主に他の薬剤と比較して特徴的なもの，頻度の高いもの，頻度は低くとも重大な結果に繋がりやすいものを記した。
ほとんどの向精神薬は鎮静作用（傾眠など）を生じ，またアナフィラキシー，肝障害などを生じる可能性がある。

たとえば抗精神病薬はもともと統合失調症の治療薬として開発されてきたが，現在はそれに用いられるのみならず，統合失調症様障害，短期精神病性障害など他の統合失調症スペクトラム，自閉スペクトラム症の易刺激性，双極性障害の躁症状，うつ病，うつ状態などにも用いられており，さらに学術的根拠は必ずしも充分であるとはいえないが認知症の行動心理症状（Behavioral and Psychological Symptoms of Dementia: BPSD）などにも用いられることがある。またそれぞれの古典的分類のカテゴリーの中には異なる薬理学的な働きをもつ物も多く，注意を要する。

(2) 薬理作用による分類

前項で述べたように，向精神薬の大半は神経伝達に影響を与えることでその作用を生じている。同じ薬理効果のグループに分類されている薬物同士は，効果においても副作用においても類似していることが多いため，それぞれの薬物がどの薬理作用カテゴリーに属しているかを知っていると，臨床的な判断には繋げやすい。

ただし同じカテゴリーの薬物であっても，それぞれの神経伝達物質や受容体のタイプに対する効果の強さのバランスが異なっていることから，効果や副作用のプロフィールは少しずつ異なっている。

(3) 向精神薬の名称と適応

臨床で用いられる薬物には三つの名称がある。一つは化学物質としての名称であるが，これが臨床で用いられることはまずない。もう一つが一般名と呼ばれる名称であり，個々の薬物について定められている。最後に商品名があり，各製薬会社はそれぞれの薬物に一般名とは異なる名称をつけて販売している。このため，同一の薬物であっても複数の商品名で販売されていることがある。特に近年では，ジェネリック医薬品の普及により多数の製薬会社が同一の薬物を販売するようになっている。このため，可能であれば対応する一般名を記憶しておく方が汎用性は高い。

◉向精神薬の種類と主な副作用

(1) 抗精神病薬

現行の抗精神病薬は，従来型の第一世代抗精神病薬（定型抗精神病薬）と，新規に開発された第二世代抗精神病薬（非定型抗精神病薬）に大別される（日本神経精神薬理学会，2017）。第一世代抗精神病薬は統合失調症の幻覚や妄想，精神運動興奮などの陽性症状に対する効果が期待され，長年にわたって用いられてきた。近年，第二世代抗精神病薬が開発され，陰性症状に対しても効果があるとされることもある。現在，治療抵抗性の統合失調症に限りクロザピンが用いられているが，造血器障害を来すことがあり，注意を要する。

抗精神病薬は主に統合失調症の治療に用いられてきた薬剤であるが，前述のように現在はその適応は双極性障害，うつ病，自閉スペクトラム症，認知症などにも広がっている。

抗精神病薬の副作用として問題となりやすいのは運動機能の症状として表れる錐体外路症状である。比較的みられやすい錐体外路症状を下記にあげる。

1）薬剤性パーキンソニズム　無動・寡動，振戦，筋強剛，小刻み歩行，突進現象などパーキンソン病の症状と類似した症状を呈する。

2）アカシジア（静坐不能）　じっとしていることが難しく，絶えず身体を動かしたり歩き回ったりする。内的不穏を伴うこともある。

3）急性ジストニア　一部の筋肉が持続的に収縮し，首が横に向いたり，眼球が上転したり，舌が突出したりする。

4）遅発性ジスキネジア　抗精神病薬の長期投与後に出現することが多く，舌を出したり戻したりする，口をもごもご動かす，顔をしかめるなどの不随意な運動が生じる。抗精神病薬の中止によっても改善しないことがある。

また稀に悪性症候群と呼ばれる重篤な状態が生じることがあり，錐体外路症状とともに発熱，意識障害などを来たし，適切に治療が行われない場合，死亡に至ることがある。悪性症候群は，抗精神病薬以外の向精神薬でも生じることがあり，注意が必要である。また悪性症候群に類似した症状とともに腱反射の亢進などを伴うことの多いセロトニン症候群が生じることもある。

定型抗精神病薬ではこれらの錐体外路症状の現れやすさが大きな課題であったが，非定型抗精神病薬はこれが少ないのが一つの特徴となっている。

多くの抗精神病薬は副交感神経系に関わるアセチルコリン受容体に対するアンタゴニスト作用を有するため，口渇，便秘，胃部不快感，尿閉，緑内障の増悪などの抗コリン作用も出現しやすい。また錐体外路症状の治療のために別に抗コリン薬の投与が行われていることもあり，注意が必要である。口渇が影響して水中毒が生じていることもあるため，飲水量にも配慮が必要となる場合がある。また抗コリン作用を示す薬物は，せん妄の原因ともなりやすいので注意を要する。

近年注目されているのは代謝・内分泌系の副作用であり，食欲亢進，肥満，2型糖尿病の発症，増悪などが見られる。これらは特に非定形抗精神病薬で問題となりやすい。また高プロラクチン血症を来たし，乳汁漏出や女性化乳房，性機能障害，月経不順や無月経が見られることもある。

このほか鎮静，QT延長・不整脈，顆粒球減少などの造血器障害，肝障害などさまざまな副作用を生じることがある。

(2) 抗うつ薬

抗うつ薬は従来三環系と呼ばれるカテゴリーの薬物が使用されてきたが，抗コリン作用や抗ヒスタミン作用も併せもつことから，自律神経症状や傾眠などの副作用が強く課題となっていた。近年そうした作用をもたない選択的セロトニン取り込み阻害薬（SSRI）およびセロトニン・ノルアドレナリン再取り込み阻害薬（SNRI）と呼ばれる新しいカテゴリーの薬物が使用されるようになってきている（日本うつ病学会・気分障害の治療ガイドライン作成委員会，2018）。

抗うつ薬にはもちろん抑うつ症状に対する効果が期待される。問題となるのは双極性障害のうつ病相に対する薬物の投与である。双極性障害の場合，抗うつ薬の投与は躁転や急速交代化のリスクを伴うと考えられており，抗うつ薬（特に三環系抗うつ薬）を単独で治療に用いることは推奨されていない（日本うつ病学会・気分障害の治療ガイドライン作成委員会，2016）。気分安定薬との併用下で投与が行われる場合があるが，慎重に実施する必要がある。このように特に薬物療法の相違の観点から，現代の精神医学は単極性のうつと双極性障害を積極的に分けて考えるようになっており，臨床上重要なポイントとなる。

また抗うつ薬は不安や強迫に対する作用が示されており，パニック症，社交不安症，強迫症などに対しても投与されることが多い。抗うつ薬が投与されているからうつ状態であると，単純に判断してはならない。

抗うつ薬の副作用として，特に留意する必要があるのは賦活症状である。これはアクティベーション・シンドロームとも呼ばれ，抗うつ薬の投与開始や増量後などに多く見られる。不安，焦燥，易刺激性や攻撃性が高まることがあり，また特に若年者の場合，自殺企図行動や自殺と関連する可能性が指摘されている。

また比較的稀ではあるが，抗精神病薬と同様にセロトニン症候群，悪性症候群の発症も報告されている。

この他，嘔気，嘔吐，食思不振など消化器症状の出現頻度は高く，肥満が見られることもある。三環系抗うつ薬においては抗コリン作用が問題となることが多い。

(3) 気分安定薬・抗てんかん薬

双極性障害に対しては，気分安定薬が用いられるが，炭酸リチウムを除くその多くの薬剤はてんかんに使用される抗てんかん薬である。

炭酸リチウムは双極性障害の躁エピソードや維持期においておおむね第一選択薬であるが，有効濃度と中毒濃度の差が小さく用量調整が難しい薬物である。このため血中薬物濃度測定を行いながら調整することとなる。副作用としては意識障害，痙攣，振戦，腎障害などを伴う急性リチウム中毒がもっとも問題となるが，それ以外でも振戦，体重増加，甲状腺機能低下など多くの症状が見られることがある。

この他，ラモトリギン，バルプロ酸，カルバマゼピンなどの抗てんかん薬が気分安定薬として用いられる。これらのうち特にラモトリギンおよびカルバマゼピンにおいては重篤な皮膚障害が見られることがあり，注意を要する。

(4) 抗不安薬・睡眠関連薬

ベンゾジアゼピン系と呼ばれる薬物のうち，抗不安作用が強いものが抗不安薬として，催眠・鎮静作用が強いものが睡眠薬として用いられている。効果の持続時間によって超短時間型，短時間型，中間型，長時間型に分類され，効果時間の短いものは睡眠導入剤と呼ばれることもある。

ベンゾジアゼピン系よりも受容体選択性を高め睡眠薬の筋弛緩作用などを減弱させた薬剤は，非ベンゾジアゼピン系睡眠薬と呼ばれ，Z薬とも称される。

抗不安薬，睡眠薬についてはその依存性が課題となり，身体依存が形成されうる。このため，減量や中止によって不安の増大や反跳性の不眠など，種々の症状が生じることがある。たとえ医師の指示通りの常用量を守っていても，依存が生じることがあり，長期間の連続投与を避けるなどの配慮が必要である。時に耐性が生じ，投与量の増加や過剰服用などに繋がっている事例も見られる。

その他，筋弛緩作用をもつベンゾジアゼピン系の薬物ではふらつきや転倒，その結果としての骨折などが課題となる。また記憶障害が発生することもある。抗不安薬として用いられている場合でも一定の傾眠作用があることから，眠気なども問題となる。

また最近では異なった作用機序の睡眠関連薬として，メラトニン受容体作動薬，オレキシン受容体拮抗薬なども利用できるようになっている。

(5) 中枢神経刺激薬・抗 ADHD 薬

注意欠如・多動症（ADHD: Atention-Deficit/Hyperactivity Disorder）に対する薬物療法の歴史は長く，ドパミンの再取り込み阻害や遊離促進作用をもつ中枢刺激薬（精神刺激薬）であるメチルフェニデートが 1960 年代から使用されている。また近年では，非中枢刺激薬と分類されるアトモキセチンやグアンファシンが用いられることもある。

メチルフェニデートには向精神薬としては珍しく入眠困難，睡眠障害が副作用としてみられ，また食欲減退が生じ成長障害を伴うこともある。アトモキセチンにおいても食欲減退がみられ，眠気が生じることもある。グアンファシンにおいても，眠気や起立性低血圧などが問題となることが多い。

(6) 抗認知症薬

認知症治療においては，1990 年代よりコリン作用を増強する機序をもつドネペジルが使用されるようになり，その後，NMDA 受容体拮抗薬も用いられるようになっている。いずれも認知症の進行を遅らせることが可能であると考えられている。副作用として食欲減退や不整脈などが見られることがある。

◉エビデンスに基づく薬物療法

薬物療法は比較的，前方視的な介入研究による質の高い効果や副作用に関する検証が行いやすい領域である。このため二重盲験の症例対照研究が数多くなされており，系統的レビューやメタアナリシスも利用できる。また，薬物療法に関する種々のガイドラインも整備されつつあり，治療の意思決定の際に参照することができる。しかし一方で向精神薬に対する個人の反応性は多様であり，現時点では薬物に対する反応性を予測する生物学的指標はほとんど実用化にいたっていない。このため実際の薬物療法に際しては，文献的な情報に加え，それぞれの患者の診断や症状，それまでの薬物療法の経過とその反応を含めた経過などの情報にも基づき，その内容などを患者と共有しながら意思決定を進めていくこととなる。

◉向精神薬治療を行っている患者への心理的支援

向精神薬治療が行われている患者に対して心理的支援を行う場合には，これまでの投薬歴や現在の投薬内容などを把握しておくことが望ましい。向精神薬はその効果によっても，副作用によっても心理状態や行動に影響を与えることがあり，これを考慮にいれないと患者の状態を正確に評価することができなくなる。また心理状態や行動の変化が薬物の影響であることがわかれば，副作用の早期発見にも繋げることができる。

また時には，薬物療法の実施そのものが心理的支援の目的となりうる。患者や家族は向精神薬の使用について葛藤を感じていることも多く，薬物療法に関する意思決定には支援を要することがある。薬物療法の継続においても，服薬の動機や行動の維持などについて，心理的支援が有効である場合がある。

◉身体疾患の治療薬による精神への影響

主に身体疾患の治療に用いられる薬剤によっても，患者の心理状態や行動に影響を生じることがある。

臨床的に大きな問題となりやすいのは薬剤性のせん妄である。特に高齢者においてはせん妄が惹起されやすく，注意を要する。向精神薬もせん妄の原因となりうるがその他にも，消炎鎮痛薬，抗パーキンソン薬，抗コリン薬，降圧薬，H2 受容体遮断薬，抗がん剤など多くの薬物によってせん妄が生じうる。

また，副腎皮質ステロイド系の薬剤の投与では気分症状が生じやすく，ステロイド精神病を来すことがある。この他，インターフェロン治療による抑うつ症状，抗がん剤による不安，焦燥，抑うつなど，種々の精神症状が生じることがある。

◉おわりに

薬剤に関連する事象は，心理的支援の対象ではないと考えられがちであるが，Bio-Psycho-Social なモデルに基づいて考える時，薬物の投与を含む生物学的な背景が心理的状況に与える影響を評価できることは，心理的支援の前提となる。海外では，地域によっては心理職が向精神薬の投与を行う場合もある。避けたり，苦手意識を強めることなく，基本的な知識を習得することが期待される。

引用文献

日本神経精神薬理学会（2017）．統合失調症薬物治療ガイドライン〈http://www.asas.or.jp/jsnp/csrinfo/03.html〉（2020 年 6 月 24 日確認）

日本うつ病学会・気分障害の治療ガイドライン作成委員会（2016）．日本うつ病学会治療ガイドライン—II．大うつ病性障害〈 https://www.secretariat.ne.jp/jsmd/iinkai/katsudou/kibun.html〉（2020 年 6 月 24 日確認）

日本うつ病学会・気分障害の治療ガイドライン作成委員会（2018）．日本うつ病学会治療ガイドライン—I．双極性障害〈https://www.secretariat.ne.jp/jsmd/iinkai/katsudou/kibun.html〉（2020 年 6 月 24 日確認）

V　医療領域での学び
——実習体験がどう生かされるのか

　第Ⅴ部は，臨床現場に出て数年から 10 年前後の方たちに執筆していただいた。大学院で養成教育を受けた後，病院に就職した 2 名と病院以外の職場に就職した 2 名である。いずれも大学院では半年間週 1 回通う形での病院実習を経験している。その経験が現場でどのように生かされているのか？　ふだん意識してはいないと思われるが，振り返って自由に記述していただいた。病院実習をこれから経験する院生たちの参考になれば幸いである。

1
病院・クリニックに就職した立場から

大学院での病院実習の体験は，現場での実践に生かされ，役に立っているのだろうか？　大学院修了後，単科の精神科病院および総合病院に就職した立場からの振り返りを紹介する。

◉精神科病院

(1) はじめに

私は今，精神科病院に常勤として勤務している。現在の病院勤務は５年目であるが，それまでは週２日程度の外来業務のみを担当しており，常勤勤務となってからはまだ１年もたっていない。経験の浅い立場からではあるが，実習体験と，現在の病院臨床について振り返り，私なりにまとめたい。

(2) 私の病院実習の体験

1) 実習の内容　私が実習に行っていたのは，今から７年前である。修士課程１年目の後期の時期に，総合病院と単科精神科病院へ実習に行った。内容は，総合病院では外来での予診，診察の陪席をした。単科精神科病院では，病棟体験，デイケア体験，心理検査の実施と報告書の作成を体験した。当時，実習での体験は戸惑いばかりで，同時期に病院実習に行っていた同期の仲間と，感じたことや困ったことを大学で話し合ったことをよく覚えている。今回は，主に単科精神科病院での実習体験を述べる。

2) 初めての単科精神科病院　私は，精神科に関心はあったものの，精神科病院へ入ることは実習が初めてであった。鉄格子のついている窓や，ナースステーションにあるモニター，ナースステーションをのぞき込む患者さんを見て，驚きや戸惑いを感じていた。それは自分の中に，どのような偏見や差別があるのか，自分なりに向き合うことになった。

3) 患者さんとの印象的なエピソード　思春期の患者さんからは，私が心理の実習生であるとわかると，「木の絵は描かないよ」と言われた。「心理の人嫌い。心をさぐられる感じがするから」と拒絶され，私が目指している仕事は，患者さんからは心をさぐられると思われて受け入れてもらえないのか，と感じた。また，別の患者さんは，「明日退院なの。誰も迎えてにきてくれない。寂しい」と言っていた。私は，「そうですか。寂しいですよね」と答えた。すると，「あなた親いるでしょう」と言われ，どきっとした。安易にわかったようなことを言ってしまったことについて，共感とは何かを考えた。

4）臨床心理士としての立場　当時私は，精神科の治療では，心の治療なのだから心理職が主な治療者だと思っていて，もっとたくさんの心理職が病院にいるものだと思っていた。実際には，看護師さんが圧倒的に多かったことも，私の中では驚きだった。患者さんにその方の課題をストレートに伝えている他職種の方を見て，「そんなに直球で言っていいのかな……」と戸惑いを覚えた。私は，心理職の役割や，それぞれの職種の役割についても考えた。

5）他職種とのかかわり　とある専門職の方が，心理検査について関心をもたれ，お話しする機会を作ってもらった。その方は，「いつも患者さんから，ウェイスとか，ロールシャッハとか，耳にするけど，実際にどんなものか知らない。大変って言われるけど，どれだけ大変なのか知らないから，知りたい」とおっしゃっていた。それについて私は，私が心理職の仕事を他職種に説明しなければならない難しさと，心理職の仕事に興味をもってくれたことへの嬉しさを同時に感じていた。

(3) 病院実習にどのように取り組むとよいか

1）病院実習で自分が感じたことを，一つひとつ丁寧に向き合うこと　今回，実習を振り返ってみると，私の実習での体験は現在も日々体験し，考え続けている私自身の課題であると感じた。たとえば，他職種の職員と患者さんとのかかわりを見て，戸惑いを覚えること。他職種の方から，「知覚……心理検査の中でそういうのあります？」と訊かれること。共感的にかかわろうとしたのだが，患者さんから，「先生には経験したことないでしょ？」と言われること。前項で書いた内容は，驚くほどに現在も感じ，戸惑い，考えていることであった。実習に行く学生には，病院という組織の中で，自分が何を感じたか，一つひとつ丁寧に向き合っていくことをお勧めしたい。ときには，言葉にできない，言葉にならない感覚もあるかもしれない。実習先の先生や指導教官には伝えにくいことかもしれない。しかし，それらの感覚は，いつか，病院臨床に限らずどこかの場面で直面する自分自身の課題となるかもしれない。

2）自分が他者に支えられる体験をすること　病院では，さまざまな病態水準の患者さんとお会いする中で，職員とかかわる中で，さまざまな感情が動く。そうしたとき，「心理職としての私」を保ちながら，働き続けることはなかなか大変なことであると感じる。当時，病院実習での出来事は，同期とよく話し合っていた。その体験は，私を非常に支えていて，「次の実習も頑張ろう」と思えた。現在も，病院で感じるさまざまな感情は，同期，先輩，家族などに，直接的・間接的に支えてもらっており，そうすることで「明日も患者さんと向き合おう」と思えている。過酷な現場で，心理職自身が精神・身体の健康を保ち，壊れずにいるためには，自分自身が「他者によって抱えられている」ことが大切であると感じる。実習期間中，自分が何によって支えられていたか，考えてみるとよいかもしれない。

(4) おわりに

病院臨床は，とても大変であるが，やりがいも強く感じている。当時お世話になった先生方や患者さんに感謝しながら，これからも頑張っていきたい。

◉総合病院

(1) はじめに

筆者は大学院修了の後，総合病院に非常勤職員として７年間勤務し，その後常勤職員となった。総合病院では，心身症患者のカウンセリングや身体疾患を抱える患者の心理支援など，心理職が患者とかかわる目的はさまざまである。また，面接場所が外来であったり病棟であったりするなど，かかわりの場もさまざまである。役割が多岐に渡るからこそ，心理職としてのアセスメント技術をしっかりと身につけることや，心理職がどのような存在であるかを常に意識すること，そして患者の治療の場を俯瞰的に見ることのできる広い視野が必要になると感じている。この節では，総合病院臨床に生かせるような病院実習での学びについて，筆者の経験を通じて考えてみたい。

(2) 心理職としてのあり方を考える

病院実習では，アセスメントや面接についての基礎的な技術の訓練を行うことが重要だが，心理職としての基本的なあり方を考えることも同じように大切である。筆者自身が大学院生の時に経験した病院実習は３箇所であり，心療内科での心理検査，大学病院精神科での予診の実習では，心理検査の実施や解釈，情報収集とアセスメントの基礎的な技術の訓練を行った。加えて単科精神科病院での実習では，病棟で半日を過ごし，入院患者とのかかわりを経験した。この実習で感じたのは，自分の目の前にいるのは「患者」である前に「人」である，ということだった。さまざまな患者と話す中で，一人ひとりにそれまで歩んできた人生があり，疾患を抱えて入院するまでのストーリー，そして思い描いている未来があることが感じられた。疾患がすべてではなく，「その人自身」の聴き手となり，寄り添うことの大切さを感じ，そこに心理職の意義を感じた。適切なアセスメントを行うことはもちろん必要だが，患者を一人の「人」として尊重し，その人らしさが少しずつでも回復していく過程を支える，という心理職としての基本的なあり方は，とりわけ身体治療がメインに行われる総合病院臨床において重要となる。総合病院では身体疾患の治療が目的の患者がほとんどであり，多くのスタッフは「患者の疾患を治す」という目的に向かって動いている。その中で，思いがけずに「患者」となってしまった「人」の心理社会的背景を理解し，苦しみに共感し，新たな人生を歩んでいく過程に寄り添う伴走者がいることは，身体疾患と共に生きていく患者の大きな支えとなる。総合病院における心理職がそうした存在であるためには，実習の時に得た「目の前にいるのは人である」「その人なりのストーリーがある」という感覚を常に意識しながら患者と向き合うことが大切だと感じている。実習の際には，基本的な技術について学ぶだけでなく，こうした視点も大事にしながら臨んでみてもらえたらと感じる。

(3) 他職種の中での心理職について知る

心理職が病院の中でどのような動きをしているのかを実際に見ることも，実習においては重要である。心理職の実際の動きを知ることで，病院臨床のイメージをより確かなものにすることができる。心理職の動き方にはさまざまな形があると思われるが，総合病院臨床で生かされる学びを考える際には，患者との一対一の関係だけではなく，他職種とのかかわりを重視する必要がある。2017 年に施行された公認心理師法にも他職種との連携が明記されており，病院で働く心理職にとって他職種との連携，協働は常に視野に入れておかなければならない。特に総合病院では，身体科からの依頼を受け，身体治療を行う患者の心理支援の担い手として心理職が必要とされる場面が多い。医師，看護師，ソーシャルワーカー，理学療法士，栄養士などと連携し，「全人的な医療」の視点でアプローチを考えていく。その中で心理職は，患者についてのアセスメントを行い，依頼者のニーズも把握しながら必要な情報を取捨選択し，相手に理解されやすい言葉を用いて他職種と共有することが求められる。また，特に入院患者とかかわる際には，患者本人だけでなく「治療の場」をアセスメントし支えることも重要である。患者がスタッフからどのような人と思われているのか，身体治療はどのような方向に向かっているのかなどを知り，患者や周囲の状況を含めた全体像を頭の中で描きながら，心理職の立ち位置を考える視点も必要である。そのためには，まず他職種を知り，カンファレンスに参加し，情報共有の機会を作るなど，積極的に他職種とコミュニケーションをとっていくことが重要である。とはいえ，筆者自身は病院実習の中で他職種とかかわる機会はあまりなく，総合病院に就職してから，医療現場にはこんなにも多くの職種が存在しているのかと驚き，まずは他職種を知るところから始まった。病院実習の中で，心理職が専門性を生かしながらどのように他職種とかかわり，どのように動いているかを具体的に知ることができれば，その体験は総合病院臨床に生かされるだろうと感じる。

(4)　おわりに

総合病院では，他職種との関係の中で自身の立ち位置を考えながら動いていくことも多く，心理職にもっとも馴染みのある「患者と一対一の関係」という枠に捉われない動きが必要な場合がある。その意味では，学部・大学院生の間に学んだ重要な基礎を，少し応用するようなイメージになるかもしれない。だからこそ，心理職としての基本的なあり方が自身の中に核としてあることが重要である。実習では，心理職として「人」と向き合い，その「人」自身のストーリーを大切にするという視点をもって臨んでいくとよいのではないかと思う。また，実習の段階から他職種を知り心理職の立ち位置を考えることで広い視野が得られ，より総合病院臨床に生きる学びが得られるのではないかと考える。

2 病院以外の現場に就職した立場から

福祉や行政の場での実践にも，医療場面での実習体験は活きてくるのだろうか？　本章では，大学院修了後，児童養護施設と精神保健福祉センターに就職した立場から，院生時代の病院実習体験を振り返る。

◉児童養護施設

(1) はじめに

私は，児童養護施設で心理療法担当職員（以下，施設心理士とする）として働いている。児童養護施設では児童指導員や保育士が中心となって子どもたちの養育やケアを行っており，施設心理士が配置されるようになったのは1999年で，臨床現場としては比較的新しい。施設心理士の業務は施設の方針や体制によってかなり違いはあるが，個別の心理療法，心理アセスメント（検査実施も含む），性教育等の心理教育，SST（社会生活技能訓練）等のグループアプローチ，学習・進路支援，生活場面面接，子どもの家族への支援，他職種へのコンサルテーション，職員のメンタルヘルスケア，関係機関との連携（会議も含む）等，多岐にわたっている。施設心理士の常勤化が進む中で，生活場面に関与することも増えてきており，施設によっては，保育士や児童指導員と同じ直接養育職の立場で心理学の知識を生かしながら子どものケアを行うよう求められる場合もある。

(2) 実習体験が生かされる場面

施設の日常業務では，子どもたちの様子で気になったことがあれば全職員が目を通す日誌に記入したり，子どもたちの心理療法やアセスメントなどの心理業務を他職種に報告したり，子どもたちやその保護者の情報を関係機関と共有したりするなど，まとめる，報告するという作業が非常に多い。それらを行う際に技術として生かされている実習体験は，精神科外来での予診実習と査定演習だと感じている。特に予診実習で患者やその保護者から話を聞き，担当医による本診に向けてカルテにまとめる過程では，患者にまつわる情報をわかりやすく整理する力が鍛えられる。患者が伝えたいことを記しただけでは診断や援助方針を立てるにあたって不十分だ，だからといって，診断を行う上で必要となる情報だけを聞き取るのでは患者に不安や不信感を与えてしまう。実習回数を重ねる中でこのバランスが多少なりともうまくなり，自分なりの見立てを組み立てられるようになっていったと記憶している。また，査定の報告書では，限られた書式の中に必要な情報をわかりやすく簡潔にまとめる力を身につけられることに加えて，保護者や教師などの他領域の支援者が読むことを想定して記述する訓練にもなった。これらの実習で学んだことが基礎となって，現場では，伝える相手は誰か（子どもか，保護者か，関係者か）や相手が求める情報（問題が知りたいのか，支援方法が知りたいのかなど），相手が目を通せる時間的余裕などさまざまなことを考慮した書類を作成できるように，日々の実践の中で修練してきたと感じている。

また，入所している子どもたちやその保護者の中には精神疾患を抱えている人もおり，その状態を的確に判断して他職種に伝えたり，児童相談所とも連携して，精神科受診につなげなければならない場合もでてくる。病態水準や症状などを見立てるときには，精神科病棟で精神疾患を抱える患者とともに過ごした実習体験が生きてくる。病棟とはいえ，面接室とは異なる生活の場において患者の妄想や気分の浮き沈み，突然の攻撃性，ときにはこれまでの人生の語りなどに触れ，自分がどのような思いや感情を抱いたかを繰り返し考えたことによって，講義や診断基準，専門書に書かれた症例と照らし合わせるだけではわからない感覚的，体感的な知識と理解が身についたように感じる。一緒に働く保育士や児童指導員が精神科実習を体験していることはほとんどなく，子どもたちや保護者の言動に何らかの違和感を覚えても，心理職のように病態水準やどの診断にあてはまりうるか，受診の必要性の有無まではなかなか判断できないのが現状である。それゆえ，心理職の専門性が生きる重要な役割と考えている。

(3) 研究活動から実習体験を考える

次に，私自身の研究活動から実習体験を考えたい。私は大学・大学院において「心理臨床家の成長・発達に初期経験（訓練）が及ぼす影響」を研究テーマにしていた。調査結果から，心理臨床を学ぶ学生は，自分が心理臨床家に向いているか否かや心理臨床家として自分がどうあるべきかに強い関心を抱いているが，実際にクライエント（患者）と接する経験によって，目の前のクライエントのことをどう考え，いかに向き合うかに意識が向くようになり，心理臨床の専門家としての自分自身の至らなさに直面し，自分に足りない知識や技法，視点に気づき，学びへの動機づけが高まることが明らかになった（岩井，2005; 岩井・森田，2010）。また，森田ら（2008）の調査から，心理臨床家としてのアイデンティティを形成していく過程においても，実習等の大学院教育や心理臨床経験といった実際にクライエントや患者と関わる体験が重要な意味をもっていることが明らかになった。これらの研究をもとに，日本心理臨床学会の「心理臨床実習を考える」というシンポジウムで修了生の立場としてシンポジストをさせていただく機会に恵まれた（吉田，2012）。就職して数年目の私は，実習を振り返って，患者やクライエントと類似した体験ができたことや自分が働きたい（働けそうな）心理臨床現場を考えられたことはもちろん，実習中のミーティングやスーパービジョンの体制が手厚かったことで心理臨床を「こなす」のではなく「向き合う」という姿勢が身についたこと，出会いの大切さを体感できたことをよかった体験としてあげていた。これは今でも変わらず重要な体験だったと感じている。一方で，現場で困難を感じ，実習中に少しでも体験しておければと思ったことは，現場の心理職の仕事や他職種と行っている会議・検討会を見る（知る）機会であった。大学院の相談室は，心理職や精神科医と心理臨床家を志す学生ばかりの非常に心理学が理解された環境である。しかし，学外の現場は，心理職が自分一人しかいないことも多く，当然，他職種の中で働くことになる。授業等で他職種との連携が必須と何度も聞かされ，重要だとわかっていても，うまくやれない現実が待ち受けている。そこで，実習中に現場の心理職の働きを継続的に見られる機会や他職種とのケースカンファレンス等への陪席の機会があると，現場での仕事がイメージしやすく，働き方の参考になったように思う。私が施設心理士として働き始めて間もない頃，子どもたちの生活の場に入ることで心理療法の実施の仕方や子どもたちとの距離のとり方に戸惑いを感じたり，他職種との連携がうまくいかないことも幾度となくあった。幸い，先輩の心理職がおられたので，相談したり助けてもらいながら困難を乗り越えてきたが，自分一人しか心理職がいなかったら，と考えると，支えになるのは大学院での実習体験だっただろうと感じる。

(4) 最後に

こうして振り返ってみると，働いて十数年経った今でも，日々の仕事に実習で体験したことがいくつも生きている。貴重な機会を与えてくださった大学院の先生方や実習先の患者さんや子どもたちには感謝の気持ちでいっぱいである。今後も目の前の人としっかり向き合い，研鑽を積みながら心理臨床を行っていきたいと思う。

◉精神保健福祉センター

(1) 自己紹介

私は大学院の修士課程を修了した後，地方公務員の心理職として就職した。最初に精神保健福祉センターに配属されて4年間仕事をした後，児童相談センターに異動し，現在育休のため約4年間現場を離れている。そのような立場で実習を振り返ったとき，実習体験から何を学び，実務にどのように生かされていると思うのかということについて考えてみることにした。なお，ここでは臨床実践の場として，精神保健福祉センターに限定することとした。

(2) 精神科病院実習での学び

私が実習を受けたのは今から10年前。授業で最低限の精神医学の知識を学び，十分な準備もできないまま精神科病棟に入っていくことになった。当時，精神疾患をもった方と接する体験をしたことがなかったため，私にとっての実習目的は，「精神疾患がどういうものなのか，まず知りたい」という初歩的なものであった。実際，慢性期病棟では，病状も落ち着いている印象で穏やかな雰囲気である一方，急性期病棟は，精神症状が出ている方も多く，険しい雰囲気であった。各病棟に数回ずつ入ることで，精神疾患の病状については，理解が深まったように感じた。

しかし，患者さんがいろいろ語ってくれるようになるうちに，何もできずただそこにいることがつらく感じられるようになっていった。その時は，実習生として誠実に話を聞き続けることしかできなかったが，次第に「もし私がここの心理職だったら何ができるのか」と考えるようになっていった。結局，実習中は心理職としての明確なアイデンティティをみつけることはできず，就職してからもそれを模索しながら仕事をするようになっていった。

(3) 精神保健福祉センターでの実務と自身の役割の模索

精神保健福祉センターは，精神保健福祉法第6条に基づいて，都道府県に設置が義務づけられており，精神障害に関する相談や知識の普及等を行う保健機関，相談機関である。地域の精神保健や精神障害に関する相談は主に保健所や市町村で行われているが，地域では対応困難な事例が精神保健福祉センターに集まっていた。当時，精神保健福祉センターでは，保健師，精神保健福祉士，心理職が同じように相談対応にあたっており，自分が意識しない限り，心理職としての視点を埋没させてしまいかねない状況にあった。実際，就職したばかりのころは，保健師や精神保健福祉士が具体的な生活の援助や社会福祉サービスの提供を行っているのに対し，自分には何もできないことがもどかしく，ひとまず同じ土俵に立てるようにと社会福祉サービスや法律等の勉強をし，情報提供することで自分自身が安心しようとしたこともあった。しかし，精神保健福祉センターにおける相談は「ひきこもり，依存症問題，自殺関連問題」など情報提供だけでは済まされず，継続面接につなげることが必要なものが多く，よりよい面接相談のためにカンファレンスや事例検討に多くの時間が割かれていた。そんな中，同じ援助方針のもと面接相談を進めていても，職種によってアプローチの方法が違うことに気づいた。大抵の場合，話を聞く中で絡み合った問題を整理し，どうなったらよいとするのか相談者との間で小さな目標を設定して，それに対する方策を一緒に考え，実践してもらって結果を振り返るという作業を根気よく続けていくという方針のもと継続面接が行われていたが，心理職の特徴として，相談者の特徴をアセスメントして言葉を選んだり，時には相手とかかわるきっかけとして描画を取り入れたりと，相談者と深くかかわりあうためにさまざまな手段をもっていることに気づいた。そして，その特徴に気づいてから，面接以外の業務にも心理職の視点をもってかかわることを意識するようになっていった。

(4) まとめ

初めて臨床現場に出たとき，一対一の援助関係の中で何ができるのかばかり考えていたが，多職種で援助するという発想で考えてみると，心理職としてできることの幅が広がったように思う。たとえば，カンファレンスやメール相談の文面作成，相談援助技術の研修等で心理職の視点をもってかかわることで役割を発揮することができるようになっていった。乾（2001）は臨床心理士の機能，役割として「種々の臨床心理士が働く機関での独自の位置づけの認識とその臨床心理士の存在意義を有意義に生かす治療構造的姿勢をもつこと」をあげている。多職種の中で自分の役割を作っていくということは，実習では体験しにくいことだと思うが，実習中に，他職種が何を目標にしてどんなアプローチで援助しているかということにも着目すれば，より深く心理職の役割について考えることができたと思う。

臨床現場に出る時，アセスメントや面接技術の向上はもちろん必要だが，チーム援助の中にいかに心理職の視点を投入していくかという視点ももって業務にかかわることができるようになっておくと，よりスムーズに仕事をスタートできると考える。

引用文献

乾　吉佑（2001）．臨床心理士の機能と役割—臨床心理士の立場から　心身医学 **41**(2), 148.

岩井志保（2005）．心理臨床家志望者の“クライエントとの関わり方”に対する認識の変容—大学生と大学院生の比較　名古屋大学教育学部人間発達科学科卒業論文

岩井志保・森田美弥子（2010）．心理臨床家のイニシャル・ケースの経験について—イニシャル・ケースに関する実態調査およびその後の心理臨床活動へのイニシャル・ケース経験の影響の検討　名古屋大学発達心理精神科学教育研究センター心理発達相談室紀要, **25**, 21-29.

森田美弥子・岩井志保・松井宏樹・直井知恵（2008）．心理臨床家のアイデンティティと養成教育　名古屋大学大学院教育発達科学研究科紀要（心理発達科学） **55**, 167-178.

吉田志保（2012）．日本心理臨床学会第5回地区研修会（北海道地区）シンポジウム資料

事項索引

A-Z

AYA 世代　69
BPSD（行動・心理症状）　54, 122
DSM-5　36, 51, 60
ICD-10　60
MCI　53
NICU　21
shared decision making（共有された意思決定）　100
SOAP　16

あ

アカシジア（静坐不能）　123
悪性症候群　123
アクティベーション・シンドローム　124
アドヒアランス　100
アルコホリクス・アノニマス　63
アルツハイマー型認知症　52
医学モデル　17
依存症候群　60
医療観察法　115, 116
医療法　113
医療保険制度　10
医療保護入院　115
医療倫理の四原則　9
インフォームド・コンセント　47, 97, 114
うつ病　36, 52
うつ病の小精神療法「7カ条」　78
応急入院　115
オレキシン受容体拮抗薬　125

か

外因　77
介護家族　56
回想法　55
カルテ　101
がん　68
がんサロン　72
患者アイデンティティ　4
がん診療連携拠点病院　68
がん対策基本法　68, 117
カンファレンス　73, 102, 107
緩和ケア　67, 117
――チーム　67, 72, 117
――病棟　67, 72, 117
記憶障害　53, 54
気分安定薬　124
逆境的小児期体験（ACE）　30
急性ジストニア　123
急性リチウム中毒　124
協働　5, 24, 93, 105
血管性認知症　52
幻覚　36, 54
限局性学習症（SLD）　36
言語障害　54
見当識障害　54
現物給付制度　9
抗 ADHD 薬　125
抗うつ薬　123
高次脳機能障害　85
抗精神病薬　122
向精神薬　119
抗てんかん薬　124
行動制御の障害　60
抗認知症薬　125
抗不安薬　124
個人の情報に関する法律　115
子どものこころ専門医　27
「子どもの心」相談医　27
コンプライアンス　100

さ

サイコオンコロジー　68
自我同一性（アイデンティティ）　35
自我統合水準　20
自殺対策基本法　118
失行　54
実行機能障害　54
失認　54
児童期　35
児童養護施設　133
自閉スペクトラム症（ASD）　36
社会生活技能訓練（SST）　44, 89, 133
若年性認知症　53
周産期センター　21
集団精神療法　38
集団療法　44
心因　77
神経心理学的検査　85
神経伝達　119
神経伝達物質　119
心身症　28
心身相関　17
新生児医療　21
身体依存　60
心理アセスメント　15, 17, 20, 45
心理教育　56
心理社会的な視点　98
心理職アイデンティティ　7
診療報酬　11, 15, 114
診療報酬明細書（レセプト）　12
診療録　12
心理臨床家の成長・発達　134
錐体外路症状　122
睡眠薬　124
精神依存　62
精神科診療所　43
精神科デイケア　89
精神科病院　43, 129
精神障害者の入院形態　115
精神保健福祉センター　135
精神保健福祉法　115
青年期　35
成年後見制度　118
生物 - 心理 - 社会モデル　28
セロトニン・ノルアドレナリン再取り込み阻害薬（SNRI）　123
全人的苦痛（トータルペイン）　67, 69
選択的セロトニン取り込み阻害薬（SSRI）　123
前頭側頭型認知症（ピック病）　52
全人間的復権　84
せん妄　126
総合周産期母子医療センター　22
総合病院　131
側頭葉（ウエルニッケ野）　84
措置入院　115

た

体験的気づき　86
第二次反抗期　35
他職種　39, 84, 93, 102, 130, 131, 133, 136
多職種協働　15, 97
他職種チーム　5
脱抑制型対人交流障害　37
単科精神科病院　129
炭酸リチウム　124
地域共生社会　106
地域包括ケアシステム　106
地域連携　105
チーム医療　29, 44, 98
チーム医療の推進に関する検討会　97
知的気づき　86
遅発性ジスキネジア　123

注意欠如・多動症（AD/HD）　36, 125
中核症状　53
中枢神経刺激薬　125
超職種チーム（TDT）　109
デイケア（DC）　76, 79, 89
定型抗精神病薬　122
テストバッテリー　17
電子カルテ　98, 114
統合失調症　36
投薬歴　125

な
内因　77
内因性うつ病　76
日内気分変動　77
任意入院　115
認知機能検査　55
認知訓練　86
認知症　51
ネット依存　37

は
橋渡し　24, 30
発達障害（神経発達症候群）　36
発達障害者支援法　117
反応性アタッチメント（愛着）障害　37
非言語的なメッセージ　18
非定型抗精神病薬　122
否認　62
病前性格と病前適応　77
病態水準　5
ファミリーセンタードケア　22
フィニアス・ゲージの症例　83
復職支援　75
物質関連障害　59
物質使用障害　60
不登校　37
フリーアクセス　9
ブローカ野　84
ベンゾジアゼピン系　124

ま
メラトニン受容体作動薬　125
妄想　36, 54

や
薬剤性のせん妄　126
薬剤性パーキンソニズム　123
薬物療法　119
薬理作用　119, 122
予測的気づき　86

ら
力動的アセスメント　18
リハビリテーション　83, 89
リワーク　75
レビー小体型認知症　52
連携　5, 29, 38, 105

人名索引

A
阿部順子　86, 87
安立奈歩　27, 29
荒木富士夫　110

B
馬場禮子　20
Briggs-Gowan, M. J.　27
Butler, R. N.　55

C
クロッソン（Crosson, B.）　86

D
出﨑　躍　29
土居健郎　64

F
フロイト（Freud, A.）　20
藤城有美子　43
舟橋敬一　28

G
Greene, J. W.　28

H
花村温子　43
原　敬造　89, 94
Harlow, J. M.　83
橋本卓史　30
橋本洋子　24
東山ふき子　29
堀江章代　48
堀川直史　56
細田珠希　30

I
一丸藤太郎　18
五十嵐良雄　75
飯倉洋治　27
池淵恵美　89
井上直美　27
乾　吉佑　7, 136
石黒直生　6
伊藤弘人　11
岩井志保　134

J
ジョンセン（Jonsen, A. R.）　9, 10

K
神田橋條治　110
笠原　嘉　76-78
笠井　仁　69
加藤真樹子　69, 102
河合隼雄　80, 82, 110
カーンバーグ（Kernberg, O. F.）　20
岸本寛史　67, 71
來多泰明　109
小林清香　56
キューブラー・ロス , E.　67
久保千春　17
窪田　彰　90
栗原幸江　68
黒川由紀子　55
黒田小百合　27

M
Macmillan, M.　83
前田英樹　79
松本清子　27
松本真理子　15
松本俊彦　62
マクダニエル（McDaniel, S. H.）　29
メイヤーズ（Meyers, R. J.）　65
南　花枝　30
水野俊誠　9
森岡　洋　65
森田美弥子　15, 134
村上英治　103
村瀬嘉代子　46, 108

N
長野友里　86

永瀬裕朗　28
永田雅子　22
中嶋義文　29
成田善弘　4, 64, 102
成瀬暢也　62
丹羽早智子　22
野田麻理　101
野村れいか　7
沼　初枝　102, 116

O
小此木圭吾　20
緒川和代　28
岡　明　30
沖　潤一　27, 28
大島　巌　90
大山早紀子　90
小瀬木尚美　79

P
パターソン（Patterson, J.）　29
Pearlin, L. I.　57

S
作田亮一　28, 29
佐藤明美　48
佐藤さやか　109
重安良恵　30
清水千佳子　69
下山晴彦　29
Skaff, M. M.　57
スミス（Smith, J. E.）　65
鈴木眞弓　27, 30
鈴木美砂子　29

T
高橋蔵人　64
高松　里　72
高瀬幸次郎　62
谷口浩子　28
田崎博一　43
舘野昭彦　29
津川律子　99, 108

U
上田　敏　84

Y
八木亜紀子　12
山田　勝　45
山口　一　56
山中康裕　79, 82
横山亜由美　75, 80
横山太範　75, 80
米村高穂　80, 81
吉田志保　134
杠　岳文　62

【著者一覧】（五十音順，＊編者）

緒川和代（おがわ　かずよ）
岐阜県総合医療センター
臨床心理士・公認心理師
担当：第Ⅱ部第３章

金子一史（かねこ　ひとし）＊
名古屋大学心の発達支援研究実践センター教授
臨床心理士・公認心理師
担当：第Ⅰ部第２章

柄澤祐可（からさわ　ゆか）
一宮市立市民病院臨床心理室
臨床心理士・公認心理師
担当：第Ⅱ部第８章

來多泰明（きた　やすあき）
特定医療法人共和会共和病院 診療部臨床心理科
臨床心理士・公認心理師
担当：第Ⅲ部第２章

嵯峨（佐藤）明美（さが　あけみ）
京ヶ峰岡田病院 医局（執筆時）
臨床心理士・公認心理師
担当：第Ⅱ部第５章

佐藤　潮（さとう　うしお）
医療法人静心会桶狭間病院藤田こころケアセンター
臨床心理士・公認心理師
担当：第Ⅱ部第11章

鈴木いつ花（すずき　いつか）
医療法人仁精会 三河病院
臨床心理士
担当：第Ⅴ部第１章（前半）

鈴木亮子（すずき　りょうこ）
椙山女学園大学人間関係学部准教授
臨床心理士・公認心理師
担当：第Ⅱ部第６章

髙橋蔵人（たかはし　くらと）
人間環境大学人間環境学部教授
臨床心理士・公認心理師
担当：第Ⅱ部第７章

永田雅子（ながた　まさこ）
名古屋大学心の発達支援研究実践センター教授
臨床心理士・公認心理師
担当：第Ⅱ部第２章

長野友里（ながの　ゆり）
名古屋市総合リハビリテーションセンター臨床心理科長
臨床心理士・公認心理師
担当：第Ⅱ部第10章

二宮加歩子（にのみや　かほこ）
安城更生病院臨床心理室
臨床心理士・公認心理師
担当：第Ⅴ部第１章（後半）

丹羽早智子（にわ　さちこ）
日本赤十字社 愛知医療センター 名古屋第一病院
精神科 臨床心理係長
臨床心理士・公認心理師
担当：第Ⅱ部第２章

沼　初枝（ぬま　はつえ）
立正大学心理学部教授
臨床心理士・公認心理師
担当：第Ⅳ部第１章

野田麻理（のだ　まり）
安城更生病院臨床心理室 室長
臨床心理士・公認心理師
担当：第Ⅲ部第１章

肥田史子（ひだ　ふみこ）
愛知県海部福祉相談センター
臨床心理士
担当：第Ⅴ部第２章（後半）

古井由美子（ふるい　ゆみこ）
愛知医科大学病院こころのケアセンター技師長
臨床心理士・公認心理師
担当：第Ⅱ部第１章

森田美弥子（もりた　みやこ）＊
中部大学人文学部教授・名古屋大学名誉教授
臨床心理士・公認心理師
担当：第Ⅰ部第１章

吉川　徹（よしかわ　とおる）
愛知県医療療育総合センター中央病院児童精神科部長
担当：第Ⅳ部第２章

吉田志保（よしだ　しほ）
社会福祉法人共育ちの会 児童養護施設暁学園心理療法担当職員
臨床心理士・公認心理師
担当：第Ⅴ部第２章（前半）

米村高穂（よねむら　たかほ）
医療法人純和会 産業精神保健（IMH）研究所研究員
臨床心理士・公認心理師
担当：第Ⅱ部第９章

和田浩平（わだ　こうへい）
医療法人仁精会 三河病院くらし支援部臨床心理課主任
臨床心理士・公認心理師
担当：第Ⅱ部第４章

［監修者］
森田美弥子（もりた　みやこ）
中部大学人文学部教授・名古屋大学名誉教授
臨床心理士・公認心理師

松本真理子（まつもと　まりこ）
名古屋大学心の発達支援研究実践センター教授
臨床心理士・公認心理師

金井篤子（かない　あつこ）
名古屋大学大学院教育発達科学研究科教授
臨床心理士

心の専門家養成講座　第６巻

医療心理臨床実践

「こころ」と「からだ」「いのち」を支える

2021 年 7 月 20 日　初版第 1 刷発行　（定価はカヴァーに表示してあります）

監修者　森田美弥子
松本真理子
金井　篤子
編　者　森田美弥子
金子一史
発行者　中西　良
発行所　株式会社ナカニシヤ出版

〒606-8161　京都市左京区一乗寺木ノ本町 15 番地
Telephone　075-723-0111
Facsimile　075-723-0095
Website　http://www.nakanishiya.co.jp/
E-mail　iihon-ippai@nakanishiya.co.jp
郵便振替　01030-0-13128

装丁＝白沢　正／印刷・製本＝創栄図書印刷

ISBN978-4-7795-1524-8　C3011

心の専門家養成講座

監修　森田美弥子・松本真理子・金井篤子

第 1 巻　臨床心理学実践の基礎 その1
—基本的姿勢からインテーク面接まで—
森田美弥子・金子一史 編　2,500 円

第 2 巻　臨床心理学実践の基礎 その2
—心理面接の基礎から臨床実践まで —
金井篤子・永田雅子 編　2,800 円

第 3 巻　心理アセスメント
—心理検査のミニマム・エッセンス —
松本真理子・森田美弥子 編　3,500 円

第 5 巻　心理臨床実践のための心理学
金井篤子 編　2,600 円

第 6 巻　医療心理臨床実践
—「こころ」と「からだ」「いのち」を支える —
森田美弥子・金子一史 編　3,000 円

第 7 巻　学校心理臨床実践
窪田由紀・平石賢二 編　3,000 円

第 8 巻　産業心理臨床実践
—個（人）と職場・組織を支援する —
金井篤子 編　3,100 円

第 9 巻　福祉心理臨床実践
—「つながり」の中で「くらし」「いのち」を支える —
永田雅子・野村あすか 編　3,000 円

■ 以下続刊——

第 4 巻　心理支援の理論と方法

第 10 巻　司法心理臨床実践

第 11 巻　危機への心理的支援

B5 判並製。表示は本体価格です。